Elogios para
Aumenta Tu Coeficiente Intelectual en el Baloncesto

"Me encantó leer este libro. Fue informativo y agradable de principio a fin. Jason ha hecho un gran trabajo al proporcionar a los jugadores y entrenadores ideas y conceptos que les ayudarán a comprender y *pensar mejor el juego*".

—Rob Paternostro,
7 veces Entrenador del Año de la British Basketball League

"*Aumenta Tu Coeficiente Intelectual en el Baloncesto* es sin duda un gran libro para un jugador, un entrenador o un padre que busca entender o enseñar mejor el juego del baloncesto. En este libro, Jason profundiza en los fundamentos básicos del baloncesto, además de brindarte información sobre la versión más avanzada del baloncesto. Este libro es una gran guía para cualquier tipo de jugador, ya sea hábil, cerebral o atlético, este libro completo y versátil te hará mejor en el baloncesto".

— Justin Bowen,
propietario de The G.O.A.T. Sports Academy,
ex jugador europeo y de la NBA

"*Aumenta Tu Coeficiente Intelectual en el Baloncesto* es sin duda un gran libro para un jugador, un entrenador o un padre que busca entender o enseñar mejor el juego del baloncesto. ¡El conocimiento de Jason del juego de baloncesto junto con su pasión por el entrenamiento hace que este libro sea una lectura agradable para todos los fanáticos del baloncesto!"

—**Dan Horwitz,**
ex jugador y entrenador de baloncesto
masculino universitario, autor de *Help Them Up*

"¡Qué gran libro! Cuando se trata del desarrollo de habilidades, muchos recursos se exceden y se vuelven demasiado granulares para que la mayoría los entienda, y mucho menos los implemente. Jason hace un trabajo fantástico al destilar una gran cantidad de información sobre baloncesto en el conocimiento que realmente marca la diferencia. Como coach y profesional del desarrollo de habilidades, ¡recomiendo encarecidamente echarle un vistazo!"

—**Collin Castellaw,**
propietario y fundador de Shot Mechanics Basketball

"Como ex entrenador de baloncesto universitario, encontré *Aumenta Tu Coeficiente Intelectual en el Baloncesto* fascinante por la cantidad de información que ofrece sobre el juego. Jason tiene una clara pasión por desglosar el baloncesto, pieza por pieza, y lo expresa en palabras para que las entiendan todas las edades y niveles de habilidad. ¡Esta es una lectura obligada para jugadores, entrenadores y fanáticos del juego cuando avanzan en su conjunto de habilidades!"

—**Kristina Danella,**
ex jugadora de baloncesto de la División 1 y
entrenadora principal de baloncesto femenino universitario

"*Aumenta Tu Coeficiente Intelectual en el Baloncesto* es el gran ecualizador en la competencia atlética. No importa cuáles sean tus habilidades innatas, el coeficiente intelectual en el baloncesto puede inclinar el juego a tu favor. ¡Tu mente debería ser tu arma más poderosa y necesita ser afilada diariamente! Haz crecer tu juego incorporando *Aumenta Tu Coeficiente Intelectual en el Baloncesto* a tu plan de desarrollo".

—**Ryan Thomas**,
fundador y director de desarrollo de jugadores,
HoopGrind Basketball

"Jason tiene una habilidad especial para enseñar el juego de baloncesto con alto nivel de detalle, al tiempo que lo hace fácil de entender e implementar. No solo conoce las habilidades que se necesitan para tener éxito en el juego de baloncesto, sino que también enseña a los jugadores por qué y cuándo deben usar sus habilidades en cada situación, lo cual es extremadamente importante y, a menudo, un componente que falta para los jugadores jóvenes.

"*Aumenta Tu Coeficiente Intelectual en el Baloncesto* es una lectura obligada, ya que Jason tiene una gran experiencia y conocimientos sobre el juego. Trabajo con jugadores jóvenes todo el tiempo, y de lejos la debilidad más común que veo es la falta de comprensión del lado mental del juego. Glorificamos el tiro, el manejo del balón y el atletismo, pero olvidamos lo importante que es entender el juego. Este libro hace un trabajo increíble al educar a atletas y entrenadores para darles una ventaja sobre la competencia".

—**Jake Straughan**,
entrenador de desarrollo de habilidades y tiro,
Shot Mechanics Basketball

"Ojalá hubiera tenido este libro cuando estaba aprendiendo baloncesto. Jason ha hecho un gran trabajo al reunir todos los detalles importantes para ayudar a que tu hijo o hija tenga éxito. Te animo a que leas este libro y descubras los secretos del baloncesto".

—Rob Southall,
Director Atlético Asociado, entrenador principal
de baloncesto masculino, Elms College

AUMENTA TU COEFICIENTE INTELECTUAL EN EL BALONCESTO

AUMENTA TU COEFICIENTE INTELECTUAL EN EL BALONCESTO

Cómo Pensar el Juego,
Ser el Jugador Más Inteligente
de la Cancha, y Ganar Más

JASON CALABRESE

Para obtener información sobre este título, póngase en contacto con: boostyourbasketballiq.com

Consultor Editorial: AuthorPreneur Publishing Inc.— authorpreneurbooks.com

Editor: David Sandretto
Traducir: Rafael Cabrera
Diseñador de portadas: Zizi Iryaspraha Subiyarta
Diseñador de Interiores: Amit Dey—amitdey2528@gmail.com

ISBN: 979-8-9911523-2-7 (rústica)
ISBN: 979-8-9911523-4-1 (libro de tapa dura)
ISBN: 979-8-9911523-3-4 (libro electrónico)

Este libro está dedicado a mis dos hijos, Colby y Chase, por darme años de satisfacción, realización y diversión, y permitirme el placer de entrenarlos en varios deportes durante cada temporada. Hicieron de esos años un momento emocionante en mi vida.

Además, a mi esposa Sharon, por aguantar a un esposo que constantemente corre a los juegos y prácticas durante tantos años como te he conocido.

Y a mis padres Carol y Bill por llevarme hacia y desde los juegos y prácticas todos esos años y ayudarme a inculcarme el amor por los deportes.

Los amo a todos.

Tabla de Contenidos

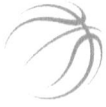

Introducción

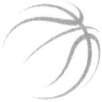

Me apasioné por escribir "Aumenta Tu Coeficiente Intelectual en el Baloncesto" después de observar una proliferación de entrenadores de baloncesto locales y en línea especializados en mejorar la velocidad y agilidad de los jugadores de baloncesto, los movimientos de puntuación y la capacidad de tiro a través de sesiones de entrenamiento en persona o videos de entrenamiento. Si bien estas oportunidades de entrenamiento son excelentes para que los jóvenes atletas aumenten sus habilidades físicas, el hilo conductor que faltaba en todas ellas es enseñar a los jóvenes atletas los entresijos de cómo jugar el juego.

Como entrenador jubilado de la escuela secundaria y ahora como entrenador activo de jóvenes, he tenido el placer de entrenar a jugadores muy talentosos físicamente a lo largo de los años, y he comenzado a notar una increíble falta de conciencia en la cancha en algunos de los jugadores más talentosos. También he recibido numerosos comentarios de padres que me dicen que les encanta observar mis entrenamientos porque explico situaciones, ofrezco perspectivas y discuto las complejidades del juego que sus hijos no obtienen en ningún otro lugar, y que esto marca una gran diferencia en cómo juegan.

Me di cuenta de que existe una gran necesidad de que estos atletas aprendan el lado mental del juego junto con el lado físico. Como escritor experimentado, pensé que la mejor manera de ser efectivo en llegar al mayor número de jugadores de baloncesto sería tomar el conocimiento de todos mis años de experiencia como jugador y como entrenador y plasmar las complejidades que he aprendido y compartido con mis jugadores en un libro. Espero que el libro no solo inspire a los jugadores jóvenes a comprender y *pensar mejor el juego* de baloncesto, sino que también les brinde las herramientas para aplicar las lecciones que comparto con ellos a situaciones de la vida real. Además, debido a que generalmente no hay clases para voluntarios o entrenadores juveniles para ayudarlos a ser maestros justos y efectivos del juego, este libro proporciona a estos entrenadores algunas ideas y conceptos para ayudarlos a comenzar una carrera exitosa como entrenadores.

Como estudiante del juego desde mis días como jugador en la escuela secundaria y la universidad, y como entrenador de escuela secundaria durante mucho tiempo, siento que puedo ofrecer una perspectiva y una visión únicas a todos los que lean mi libro, desde jugadores hasta padres y entrenadores. Modelé el libro siguiendo el ejemplo de "Stuff Good Players Should Know" de Dick DeVenzio, que es más una enciclopedia de baloncesto de la A a la Z que un libro real. Es mi biblia personal de baloncesto. Del mismo modo, diseñé este libro para ser utilizado más como una herramienta de referencia para habilidades particulares para que el lector pueda volver a secciones específicas según lo considere necesario. Mi intención era que fuera una lectura ligera y fácil para que fuera agradable y no una tarea para los jugadores jóvenes. Ha sido mi objetivo durante algún tiempo compartir estas ideas con una audiencia lo más grande posible para que pueda tener un impacto significativo entre los jugadores de baloncesto, entrenadores y padres, y espero que se transmita de una generación a la siguiente.

Como entrenador, valoro más a un jugador que puede *pensar el juego* y ser un líder en la cancha que a un atleta que puede anotar, e incluso ganar, únicamente por su habilidad física. El coeficiente intelectual de baloncesto consiste en conocer y hacer las pequeñas cosas en la cancha que otros pasan por alto. Hacer estas pequeñas cosas consistentemente a lo largo de un juego y una temporada te ayudará a maximizar tus talentos y aumentar tu éxito, lo que te llevará a más victorias y campeonatos. Muchas veces, los jugadores no aprenden las complejidades de jugar baloncesto hasta que están cerca del final de sus días como jugadores. Espero que este libro enseñe a los jugadores más jóvenes el valor de tener un coeficiente intelectual de baloncesto sólido al principio de sus carreras.

Este libro también está diseñado para que los entrenadores y padres aprendan algunos de los entresijos del baloncesto que los típicos campamentos y clínicas no tienen tiempo de abordar, y que pueden usar para enseñar a sus jugadores e hijos. Del mismo modo, hay secciones específicas para entrenadores y padres que los jugadores deberían leer para obtener una mejor perspectiva del juego de baloncesto en general. A menudo me llaman una persona que se fija en los detalles, y lo que comparto en este libro son algunos de los detalles más finos que he aprendido a lo largo de los años y que no se suelen hablar en la cancha de baloncesto. Algunos padres y jugadores gastan $150, $250, incluso hasta $750 o $1,000 en asistir a campamentos o clínicas durante un día o una semana. Por los aproximadamente $15 que pagaste por este libro, te aseguro que si te tomas el tiempo para leer y digerir lo que hay en estas páginas, verás una mejora en tu juego igual o mayor que la que obtendrías asistiendo a algunos de estos campamentos, a una fracción del tiempo y el costo. Espero que disfrutes leyendo y poniendo en práctica los pensamientos e ideas que comparto en este libro a medida que trabajas para aumentar tu coeficiente intelectual de baloncesto.

Una Nota para los Jugadores

Para no ser confuso y cambiar constantemente entre géneros, escribí el libro como si me estuviera refiriendo al género masculino. Esto no pretende menospreciar a las jugadoras de ninguna manera; es por costumbre, ya que he entrenado principalmente a niños durante más de 20 años. Obviamente, cuando me refiero a "tu hombre", me refiero a quienquiera que estés marcando, ya sea un jugador masculino o femenino. Dicho esto, no hay nada en el libro que sea específico de género, por lo que las jugadoras, entrenadoras y madres podrán beneficiarse de todas las ideas, al igual que sus homólogos masculinos.

A continuación se muestra una clave de posiciones a la que hago referencia a lo largo del libro:

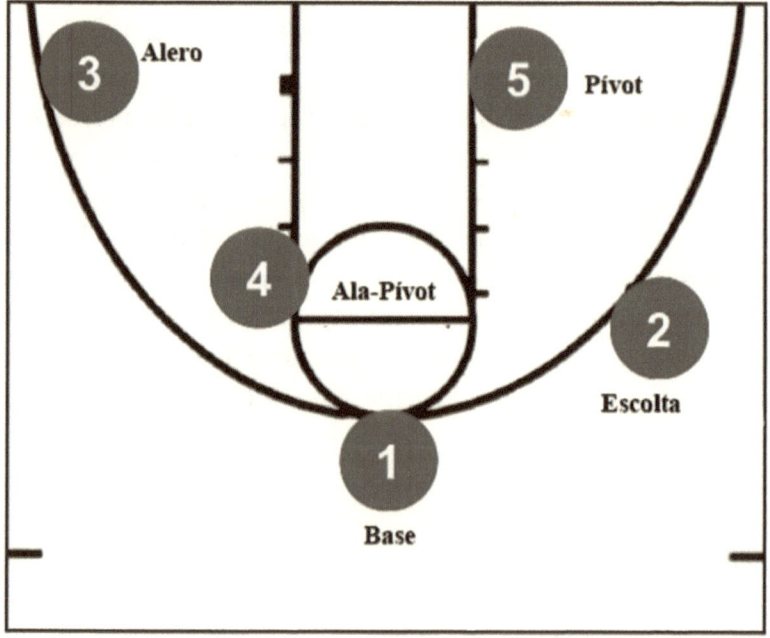

Recursos

Asegúrate de visitar www.boostyourbasketballIQ.com/
resources para acceder a diagramas más grandes y
descriptivos que los que encontrarás en este libro.
Utiliza el código de acceso EXTRABOOST
para obtener acceso.

• • •

BoostYourBasketballIQ.com

CAPÍTULO 1

La Defensa Realmente Gana los Juegos

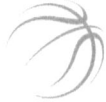

Reglas Defensivas a Usar

Una buena defensa definitivamente ayudará a tu equipo a ganar partidos, te convertirá en un mejor jugador y te hará ganar más minutos. Cuando juegas una defensa consistentemente buena, donde haces que tu oponente trabaje por cada canasta que anota, no solo limitarás su puntuación, sino que también puedes desgastarlos y frustrarlos, haciendo que jueguen menos cohesionados como equipo. Esto a menudo evitará que construyan confianza a lo largo del juego y los llevará a tomar tiros de menor porcentaje a medida que avanza el juego, debido a su frustración. Lo mejor de la defensa es que con algo de conocimiento y esfuerzo, casi cualquiera puede ser bueno en ella. Con eso en mente, aquí hay siete reglas clave para ayudarte a convertirte en un gran jugador defensivo. Ten en cuenta que estas reglas son para jugar defensa individual, pero todos los principios individuales explicados aquí también se pueden aplicar al jugar una zona.

1. Siempre mantén tu cuerpo entre el balón y la canasta. Sé que suena obvio, pero te sorprendería cuántos jugadores descuidan esto de manera constante. La forma más fácil de ser superado en una defensa individual es si pierdes de vista a tu marca y corta detrás de ti o va por detrás a un área abierta. Al mismo tiempo, no puedes concentrarte tanto en tu marca que pierdas de vista el balón, porque si el marcaje de tu compañero lo supera, no podrás ayudar.

   Siempre que tu marca no tenga el balón, debes tratar de posicionar tu cuerpo fuera de tu marca en ángulo en la dirección de quien tiene el balón. Una buena regla a seguir es que si tu marca está a un pase de distancia, debes estar a un paso de marcarlo si tuviera el balón. Si tu marca está a dos pases de distancia, entonces deberías poder retroceder más hacia el centro para ayudar, pero aún así estar a dos pasos de marcarlo si recibe el balón. Ten en cuenta que esto es para la defensa regular del hombre de ayuda. No debes hacer esto si tu entrenador quiere que juegues una defensa individual de negación, en cuyo caso está sobre tu marca y en las líneas de pase una vez que alguien deja de driblar. Asegúrate de que cuando te metas en la línea de pase tengas cuidado de no sobrepasar la línea para que tu marca pueda ir por detrás de ti para una fácil canasta.

2. Al jugar defensa individual, es mucho más fácil marcar a tu hombre cuando se pone bajo y ancho. Hay un viejo adagio en el baloncesto: el más bajo gana, lo que significa que quienquiera que se ponga más bajo, el jugador ofensivo o el jugador defensivo, ganará esa batalla. Si

simplemente te paras derecho en defensa, es mucho más fácil para un jugador ofensivo que se está poniendo bajo pasarte. La segunda parte de esto es ponerse ancho, lo que significa extender las manos hacia los lados a la altura de la cintura. Si solo haces una prueba simple, párate con las manos a los costados y verás que solo cubres el ancho de los hombros. Sin embargo, si extiendes tus manos, cubrirás el triple del área. En lugar de defender el espacio de una sola persona, es el equivalente al espacio de tres personas. Obviamente, va a hacer que sea mucho más difícil para un jugador ofensivo moverse lateralmente dos o tres veces la distancia para pasarte.

3. Si te "superan" en la cancha trasera, siempre esprinta para alcanzarlos. Este es un gran consejo para jugar defensa individual a cancha completa. Muchos jugadores inexpertos, cuando son superados por un jugador ofensivo en la cancha trasera, se deslizan junto con el jugador. Obviamente, esto los coloca en una mala posición porque no se están moviendo en línea recta. Se están moviendo lateralmente y nunca alcanzarán a un tipo que está driblando hacia adelante. Por lo tanto, una buena regla general es que si te superan en la cancha trasera, debes esprintar para alcanzarlo. Y luego, una vez que vuelvas a estar frente a él, debes comenzar a deslizarte, poniéndote bajo y ancho y volviendo a jugar una buena defensa. Si te "superan" e intentas seguir marcandolo mientras te deslizas, o cometerás una falta por estirarte o nunca lo alcanzarás lo suficiente y dejarás a tu oponente un camino despejado hacia la canasta.

4. A menos que sepas que a quien estás marcando es zurdo, siempre usa la mano izquierda para intentar bloquear

un tiro. Un error común que cometen muchos jugadores inexpertos, simplemente porque la mayoría de los jugadores tienden a ser diestros, es que intentarán disputar o bloquear el tiro de un oponente con la mano derecha. Debido a que la mayoría de los jugadores en la cancha también son diestros, cuando vas a bloquear un tiro con tu mano derecha, dejas abierta toda su vista de la canasta porque están disparando desde el lado opuesto a tu mano. Entonces, para ser más efectivo, intenta bloquear un tiro con la mano izquierda. De hecho, muchos jugadores no están acostumbrados a tener una mano en la cara, obstruyendo su vista cuando disparan porque la mayoría de los jugadores siempre intentan bloquear un tiro con la mano derecha. Muchas veces, solo por poner tu mano izquierda allí en su línea de visión, los desconcentra lo suficiente como para hacer que fallen el tiro.

5. Siempre que estés en defensa, siempre debes mantener las manos arriba. Esto es especialmente cierto si estás en zona y cuando estás fuera del balón. El simple hecho de tener las manos arriba reduce los ángulos y las ventanas disponibles en las líneas de pase para que los jugadores ofensivos hagan jugadas. Si estás jugando defensa individual y tu marca tiene el balón, debes estar bajo y tus manos deben estar abiertas para prevenir la penetración. Sin embargo, una vez que tu marca decida que va a tirar, debes levantar una mano, preferiblemente la izquierda, o si deja de driblar, debes levantar las manos y estar encima de él. Si estás fuera del balón y el jugador ofensivo con el balón deja de driblar, debes levantar inmediatamente las manos hacia las líneas de pase. Si estás jugando defensa individual en la pintura, debes tener las manos arriba

para disuadir un pase de entrada. Tu objetivo debe ser hacer que tu oponente trabaje para atrapar el balón, no simplemente dejar que reciba fácilmente el balón dentro de la pintura.

6. Cuando estás jugando defensa en la cancha delantera (el lado de la cancha donde está la canasta de tu oponente), especialmente si es defensa individual, solo debes ir a robar el balón cuando estés 100% seguro de que puedes conseguirlo. Cuando te lanzas hacia las líneas de pase y fallas el robo, el jugador ofensivo tendrá entonces un camino despejado hacia la canasta y tus compañeros de equipo tendrán que dejar a su marca para ayudar, lo que a su vez dará a los jugadores que están marcando otras oportunidades para pasar o anotar, y hará que tus compañeros de equipo sean vulnerables a cometer faltas innecesarias.

7. Por otro lado, siempre que un jugador ofensivo deje de driblar, cuando estés jugando defensa individual, debes meterte inmediatamente en las líneas de pase. Ahora puedes intentar robar el balón, y no hay riesgo de que tu marca te driblee. Solo asegúrate de no adelantarte demasiado donde pierdas de vista a tu marca y él vaya por detrás de ti.

Cómo Marcar a un Guardia Más Rápido

Si estás jugando defensa individual y estás marcando a un guardia que es más rápido que tú, hay varios pasos que puedes seguir para limitar su anotación. El paso más obvio a seguir, pero que a menudo lo pasan por alto los jugadores inexpertos, es jugar alejado de él cuando tiene el balón. Una tendencia común es acorralar a un guardia más rápido cuando tiene el balón, pero eso facilita que el guardia ataque la canasta con su primer movimiento desde el drible. Al jugar alejado de un guardia más rápido, la clave es cerrarle rápidamente una vez que deje de driblar para que no tenga tiros abiertos desde afuera. Al cerrarle, asegúrate de acercarte a él con la mano izquierda extendida a menos que sea un tirador zurdo, en cuyo caso acércate con la mano derecha extendida. Asegúrate de mantenerte especialmente ancho para que tenga que ir mucho más lejos lateralmente para rodearte.

Si el jugador que estás marcando no es el principal manejador del balón, trabaja duro para llegar antes que él a sus posiciones cuando está corriendo las jugadas de su equipo. Si no está recibiendo el balón porque no se está abriendo, entonces estás neutralizando su rapidez. Muchos jugadores jóvenes no han sido enseñados o no entienden la importancia de correr con rapidez y decisión a sus posiciones, por lo que a menudo puedes interrumpirlos incluso antes de que reciban el balón, con un esfuerzo extra. Además, es posible que no tengas que preocuparte por seguirlo tanto como cuando tiene el balón; cuando lo tiene, también puede ser útil forzarlo a usar su mano débil. Una manera fácil de recordar cómo hacer esto es apuntar la pierna opuesta a su mano fuerte hacia arriba. Específicamente, debes levantar la pierna izquierda para forzar a alguien hacia la izquierda y levantar la pierna derecha para forzar a alguien hacia la derecha.

Cómo Marcar a un Gran Tirador (¡Mantenerlo Alejado del Balón!)

El mismo concepto que usas para vencer a un hombre más rápido al balón debe emplearse contra un gran tirador. En primer lugar, lo estás haciendo trabajar más para desmarcarse, posiblemente desgastándolo en el proceso a lo largo del juego. En segundo lugar, reduces su número de oportunidades de tiro. En tercer lugar, al hacer esto con éxito, puedes empujarlo hacia afuera o a un ángulo incómodo en comparación con el que está acostumbrado a tirar. En cuarto lugar, si eres bueno haciendo las tres primeras cosas de esta lista, nunca le dejarás entrar en un buen ritmo de tiro. Esto puede frustrarlo y hacer que comience a forzar tiros o simplemente deje de buscar su tiro por completo. En cualquier caso, es un trabajo bien hecho. Es importante recordar que cuando intente tirar, debes poner la mano izquierda en su cara si es un tirador diestro y viceversa.

Otra forma de marcar a un gran tirador es recogerlo poco después de que cruce la mitad de la cancha, haciéndolo comenzar a correr a través de la ofensiva de su equipo más lejos de la canasta. Intenta constantemente "empujarlo" fuera de la línea de tres puntos para evitar que reciba el balón donde se siente cómodo tirando. Algunos jugadores, con el consentimiento de su entrenador y el conocimiento de sus compañeros de equipo, tienen un gran éxito al cerrar a un gran tirador sobrejugándolo y pegándose a él y al no separarse de él en la típica forma de ayuda defensiva. Esto reducirá las oportunidades de tiro para un gran jugador, pero también puede sacrificar situaciones en las que podrías haber estado en una mejor posición para ayudar a un compañero de equipo, así que asegúrate de que tu entrenador apruebe este estilo de defensa.

Cómo Marcar a un Guardia Mucho Más Alto

Cuando marcas a un guardia mucho más alto, quieres recogerlo prácticamente cuando cruza la media cancha. La razón de esto es porque quieres empujarlo más lejos de los lugares en los que se siente cómodo y familiarizado con conseguir el balón. Si es el principal o un manejador de balón dominante, debes forzarlo a usar su mano débil. Si eres más rápido, entonces quieres apiñarlo tanto como sea posible sin permitir que conduzca a tu lado. Una vez más, cuando dispare, intenta bloquearlo con la mano izquierda si es un tirador diestro y con la mano derecha si es un tirador zurdo.

Cómo Marcar a un Pívot Mucho Más Alto

Si estás marcando a un pívot que tiene mucho más tamaño que tú, hay varias formas de reducir su producción y efectividad. Primero, querrás forzarlo físicamente a comenzar a postear más alto y en un ángulo desconocido en comparación a lo que está acostumbrado.

Tienes que hacer tu trabajo temprano y no puedes esperar hasta que tenga el balón en sus manos para sacarlo del lugar donde quiere recibir el balón. Un pequeño truco que puede ayudarte a hacer esto es plantar firmemente tu pie contra el pie más cercano a ti cuando intente posicionarse para postear. Eso le enviará el mensaje de que debe comenzar a postear donde está en lugar de intentar retroceder más. Si realmente está tirando o empujando con fuerza sobre ese pie, puedes estratégicamente retirarlo después de que reciba el balón y a menudo tropezará o se caerá lo suficiente como para perder el balón o pasarlo. Después de que esto suceda una vez, es poco probable que postee tan agresivamente el resto del juego.

Una vez que comienza a postear, debes colocar el brazo alrededor de él en el carril de pase para evitar un pase de entrada hacia él. Esto requerirá mucho trabajo y esfuerzo, pero cuando se hace correctamente, verás una reducción en la efectividad de los jugadores interiores más altos. Lo último que quieres hacer en esta situación es sentarte y dejar que reciba el balón donde está acostumbrado a recibirlo y dejar que trabaje con él. Además, estas estrategias pueden y deben usarse contra un poste de la misma o incluso menos altura para ayudar a reducir su efectividad.

Cómo Sacar a un Base de su Juego

He encontrado que, tanto como jugador como entrenador, la mejor manera de sacar de juego a un base es negarle el balón en la cancha trasera y obligar a alguien más a subir el balón a la cancha y comenzar la ofensiva. Cuando se hace correctamente, esto coloca a dos jugadores en posiciones desconocidas y puede desorganizar toda la ofensiva del equipo contrario. Esto se debe a que probablemente el escolta comenzará la ofensiva, por lo que no estará en su posición habitual de anotación, y el base no estará haciendo los pases o penetraciones necesarios para configurar las jugadas del equipo. Por supuesto, esto solo debe hacerse con el consentimiento de su entrenador.

Aquí hay un consejo de entrenador para hacer que esta estrategia sea realmente efectiva. Puedes rotar una serie de jugadores sobre el base contrario cada dos o tres minutos durante el juego, lo que lo desgastará tanto física como mentalmente. Otra nota para los entrenadores: esta táctica demuestra por qué es importante que los entrenadores se aseguren de que todos sus jugadores, especialmente sus guardias, estén familiarizados con dirigir la ofensiva desde diferentes puntos de la cancha. Limitar las buenas posesiones de un equipo y frustrar a sus jugadores ofensivos clave a menudo resulta en una peor selección de tiros y más pérdidas de balón que se acumularán a lo largo de un juego, permitiendo que jugadores y equipos menos talentosos se mantengan en el juego y, en última instancia, ganen más partidos.

Las Faltas Malas Pierden Juegos

Hay muchos tipos de faltas graves que afectan a los juegos de múltiples maneras. Cuando sea posible, debes evitar cometer faltas a alguien que está haciendo un tiro de 3 puntos, ya que obtendrá

3 tiros libres y, si hace el tiro, tendrá la oportunidad de una jugada de 4 puntos. Nunca es una buena idea cometer una falta a alguien que está lanzando un tiro forzado o malo, porque lo más probable es que falle el tiro de todos modos. ¿Por qué recompensarlos con la oportunidad de anotar 2 o 3 tiros libres? Tampoco es una buena idea cometer una falta a alguien que está lejos de su canasta (en la cancha trasera, por ejemplo). Esto se debe principalmente a que no son una amenaza para anotar y estás sumando a la cuenta total de faltas de tu equipo, lo que hará que tu oponente entre en bonificación más rápido. Si el otro equipo ya está en bonificación, enviará a la persona a la que le hiciste la falta a la línea para un tiro libre adicional o una oportunidad de dos tiros.

Una de las peores faltas que puedes cometer es una falta ofensiva fuera del balón que resulta en una pérdida de posesión o peor: la resta de puntos del marcador si resultó en una canasta anotada. Otros factores que hacen que todas las faltas malas mencionadas anteriormente probablemente contribuyan a perder partidos son: hace que los jugadores se metan en problemas de faltas, lo que a menudo limitará su tiempo en la cancha, y puede hacer que los jugadores con múltiples faltas jueguen menos agresivamente, o con temor, por miedo a cometer otra falta, cometer una falta técnica o ser enviados al banco por su entrenador.

Guardias: Recuerden Desplazarse Hacia el Medio o Hacia Atrás en una Defensa Zonal

Una acción muy importante que a menudo pasan por alto los guardias que juegan una defensa zonal es bajar al centro o al lado débil cuando el balón está en el lado opuesto de la cancha. Si no lo haces, le darás a tu oponente un camino despejado hacia un tiro abierto en el centro de la línea o en el bloque. A menudo veo a niños, por ignorancia o pereza, quedarse en el ala o en la parte superior de la línea de tiros libres en una zona 2-1-2 o 3-2. Quedan expuestos cuando el jugador ofensivo de su lado corta hacia el ahora amplio espacio abierto alrededor de la línea de tiros libres o el bloque del lado débil. Debido a que la canasta anotada proviene de un punto de la cancha al que no están "asignados", a menudo ni siquiera se dan cuenta de que es su culpa, y se repetirá a lo largo del juego. Mientras entreno, especialmente a grupos de edades más jóvenes, a menudo se me puede escuchar gritando "bajen" a mis guardias cuando el balón está en el otro lado de la cancha, para evitar que sucedan estos tiros fáciles.

CAPÍTULO 2

Lo que se Debe y lo que No se Debe Hacer en la Transición Defensiva

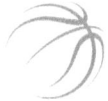

Prevenir el Contraataque Antes de que Suceda

La forma más importante y efectiva de prevenir un contraataque es que el base se encargue de quién regresa a la defensa, previniéndolo antes de que suceda. No es suficiente que el base regrese a la defensa él mismo; también debe entender que cuando penetra o rota hacia el ala o la esquina como parte de la ofensiva, debe dirigir a su compañero de equipo más cercano a la parte superior de la línea de tiros libres para que regrese a su lugar. Debe hablar con claridad, en voz alta y específicamente llamar al nombre de sus compañeros de equipo para asegurarse de que el jugador correcto reciba el mensaje de asumir la responsabilidad del base de regresar. La conversación debería ser algo así como:

"Juan, tú regresas", o: "Juan, estoy entrando, tú regresas". Bases: asegúrense de hacer esto en cada posesión; ser perezoso solo una vez puede conducir a una canasta fácil para el otro equipo y puede costarles el partido. Los otros jugadores en la cancha también deben ser conscientes de esto y si notan que el base ha dejado la parte superior de la línea de tiros libres, deben saber por sí mismos que deben regresar si son el jugador más cercano a la canasta del otro equipo.

Cómo Regresar Correctamente en el Contraataque

Un punto clave en la defensa de transición que incluso algunos de los mejores jugadores del mundo a veces descuidan puede prevenir muchas oportunidades fáciles de anotación para tu oponente en cada partido. Cuando estés regresando a la defensa, corre hacia el jugador que esté más adelantado en la cancha (la mayor amenaza), pero no automáticamente hacia el centro de la cancha. Una tendencia común es dirigirse al centro mientras se deja a alguien que viene fuerte desde un ala completamente abierto para recibir un pase y atacar la pintura. Simplemente corriendo hacia esta persona, le quitas esta opción, y como él estaba más adelantado en la cancha, no estás cediendo una canasta fácil al no regresar inmediatamente al centro. El objetivo debe ser prevenir la oportunidad más fácil de tu oponente para anotar una canasta. Con solo hacer esto, puedes ralentizar al equipo ofensivo por un segundo o dos, lo que le dará tiempo a tus compañeros de equipo para que también vuelvan a la defensa e incluso mejoren las cosas. Como mínimo, si el otro equipo logra lanzar, lo más probable es que sea más difícil que alguien cortando hacia la canasta para una bandeja fácil o una volcada.

Ahora, si solo estás tú y el manejador del balón, tampoco debes simplemente retroceder a la pintura y permitirle penetrar profundamente en la línea de fondo. Si lo haces, le estás dando la oportunidad de anotar un tiro fácil a ocho pies o menos, que la mayoría de los jugadores convertirán con un alto porcentaje. En cambio, ataca al manejador del balón con el objetivo de hacerlo cambiar de dirección o hacerle perder el control del balón. Si pierde el control del balón, le das tiempo a tus compañeros de equipo para que regresen y te ayuden a detener el contraataque. Hacer que un manejador del balón gire la cabeza desde el aro hacia la línea lateral puede ser suficiente para evitar que anote un tiro de alto porcentaje y le dará a tus compañeros de equipo preciosos segundos para regresar y establecer tu defensa de medio campo.

Cuando estoy entrenando en un partido durante tales situaciones, a menudo le grito al jugador más cercano al jugador que lidera el contraataque: "¡Detén el balón!" para detener o ralentizar el contraataque. Cuando enseño este concepto en la práctica, uso la frase "empújalo hacia afuera" para enseñar a mis defensores a atacar agresivamente al manejador del balón con el objetivo de sacarlo de una trayectoria directa hacia el aro o hacerle perder el control del balón. **En el Capítulo 8, en la sección sobre ejercicios, describiré un ejercicio efectivo para que los jugadores aprendan esta habilidad tan importante.**

Comunicarse Siempre en el Contraataque e Indicar Quién Debe Marcar a Quién

Cuando estás regresando a la defensa en el contraataque, es muy importante que la primera persona en regresar (generalmente el base) dirija el esfuerzo defensivo. Esto debería sonar algo así como: "Yo tengo el balón; Juan, tú marcas al ala". Esto no solo organiza a los defensores de tu equipo de la manera más eficiente posible, sino que a veces hace que los jugadores ofensivos se detengan porque se dan cuenta de que no podrán simplemente subir corriendo por la cancha, llegar a sus líneas y anotar, como lo han hecho tantas veces antes. Un punto importante a tener en cuenta aquí es llamar al nombre de tu compañero de equipo primero y luego decirle a quién debe marcar. Esto es para que, en primer lugar, sepa que lo estás dirigiendo y, en segundo lugar, no quieras confundir a tus otros compañeros de equipo en la cancha. Otra razón para dar instrucciones usando primero el nombre del jugador es si hay más de un jugador regresando en ese momento. Puedes decir algo como: "Jeff, quédate a la izquierda; Anthony, ve a la derecha". Si simplemente dices, "ve a la izquierda y ve a la derecha", lo más probable es que, como mínimo, cause dudas. En el peor de los casos, puedes tener dos defensores a la izquierda mientras que el jugador a la derecha queda desprotegido.

Una cosa que me vuelve loco (y a la mayoría de los entrenadores) es ver a un jugador del otro equipo bajar en el contraataque e ir directamente al aro sin marca mientras tenemos un defensor regresando, pero él está pegado a su marca alrededor de la línea de tres puntos. Recuerda: en una situación de contraataque, está bien, de hecho es imperativo, que dejes a tu marca si hay otro jugador más arriba en la cancha que sea una mayor amenaza de anotación. La comunicación en la cancha entre los compañeros de equipo ayuda drásticamente a prevenir esto. Una vez que puedas prevenir una canasta de contraataque, tu trabajo de comunicación aún no ha terminado; ahora debes asegurarte de que todos estén defendidos correctamente, para que no cedan un tiro fácil. Durante la naturaleza caótica de regresar a la defensa contra un contraataque, los jugadores a menudo están fuera de posición o quedan marcando al hombre de otro. Un buen base dirá: "Juan, tú te quedas con el marcaje de Miguel", o si estás jugando zona: "Ben, tú te quedas arriba; Marcos, tú te quedas abajo por ahora". Luego, si el balón sale de los límites o si hay una interrupción en el juego, todos pueden regresar a donde se supone que deben estar en defensa.

Desviar al Manejador del Balón Fuera de su Trayectoria Hacia la Canasta (Chocarlo Suavemente)

Si te encuentras uno a uno con un manejador del balón regresando en el contraataque, intenta redirigirlo fuera de su trayectoria hacia la canasta. Si puedes hacer que mire hacia la línea lateral, aunque solo sea por una fracción de segundo, te hará el trabajo mucho más fácil, ya que tendrá que volver a enfocarse en el objetivo antes de intentar anotar. **Consulta el Capítulo 8 para conocer un excelente ejercicio que puedes hacer con un amigo o todoun equipo para enseñar esta habilidad muy importante.** La misma filosofía se aplica si estás marcando a alguien sin el balón, pero que está bajando por el ala. En estas situaciones, debes intentar atacarlo agresivamente, incluso chocarlo ligeramente si es necesario, para sacarlo de una trayectoria directa hacia la canasta. Si puedes hacer que gire hacia la línea lateral por un segundo, eso probablemente alterará su tiempo y espacio y hará que sea más difícil para alguien pasarle el balón mientras corta hacia el aro. Recuerda: cuantas más veces puedas prevenir tiros abiertos hacia el aro para tu oponente durante el transcurso de un juego, más probabilidades tendrás de ser victorioso.

CAPÍTULO 3

Cómo Aumentar los Rebotes de Tu Equipo y Limitar los de Tu Oponente

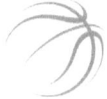

Cómo Bloquear en el Rebote con Éxito (Golpear y Moverse)

He descubierto que a medida que los jugadores de baloncesto de hoy en día se vuelven más rápidos y fuertes, y saltan más alto, la habilidad de bloquear para obtener un rebote se ha convertido en algo así como un arte perdido. Esto se debe a la prevalencia de jugadores hoy en día que confían únicamente en su capacidad para saltar más alto que sus oponentes para un rebote, en lugar de combinar sus habilidades de salto con técnicas fundamentales de bloqueo. De hecho, un jugador que sabe cómo ejecutar y mantener correctamente un bloqueo casi ni siquiera necesita saltar para asegurar un rebote para él o uno de sus compañeros de equipo.

Una técnica de rebote muy exitosa que me gusta enseñar a jugadores de todas las edades se llama "golpear y moverse". Esta técnica se puede dividir en cuatro sencillos pasos:

1. **Identificar**
2. **Golpear (hacer contacto)**
3. **Moverse**
4. **Asegurar**

El primer paso una vez que se lanza un tiro es identificar a qué jugador oponente vas a bloquear. En una defensa individual, la gran mayoría de las veces, será el jugador a quien estás marcando, o el jugador más cercano a ti, si dejaste a tu marca para ayudar o disputar un tiro. Si estás jugando en una zona, será el jugador más cercano a ti quien tenga la mejor oportunidad de obtener el rebote. En segundo lugar, debes "golpear" (hacer contacto con) al jugador a quien has identificado para bloquear. Al hacer esto, debes abrir las piernas más que el ancho de los hombros, flexionar las rodillas y extender los brazos para sentir a tu oponente mientras haces y mantienes contacto con él usando tus glúteos y brazos. El tercer paso, que muchos jugadores descuidan, pero es crucial para convertirse en un reboteador exitoso. Una vez que hayas establecido un contacto firme con tu oponente, usa el poder de tus piernas para moverlo hacia atrás mientras continúas manteniendo el contacto con él. Esto crea un espacio crucial para que obtengas el rebote, especialmente si comenzaste en una posición menos que ideal, como directamente debajo de la canasta. El cuarto paso es asegurar el rebote; debido a que has mantenido a tu oponente alejado y has creado espacio frente a ti, esto debería conducir a muchas más oportunidades de rebote independientemente de tu capacidad de salto o posible desventaja de altura.

Un producto secundario positivo de bloquear correctamente a tu oponente de manera constante es la probabilidad de que tu oponente cometa faltas de espalda, lo que también puede llevarlo a ser menos agresivo al intentar conseguir rebotes por el resto del juego. **En el Capítulo 8, compartiré contigo un nuevo giro a un famoso ejercicio de rebote que seguramente te ayudará a dominar la técnica de "golpear y moverse".**

Siempre Gritar "Bloqueo" o "Tiro"

Gritar "bloqueo" o "tiro" es una habilidad fundamental que casi siempre se enseña a un jugador cuando apenas está aprendiendo a jugar, pero a menudo se olvida una vez que crece. También es una habilidad que cualquiera puede dominar, pero creo que es crucial para los bases como líderes de facto en la cancha. Muy simplemente, una vez que un jugador del otro equipo lanza un tiro, grita **"bloqueo" o "tiro"** para recordar e indicar a tus compañeros de equipo que bloqueen al jugador. Por un lado, te mantiene mentalmente enfocado en todos los aspectos del juego, y además, tener una comunicación productiva continua en la cancha a menudo conduce al éxito en otras partes del juego.

Como entrenador y observador de innumerables partidos de baloncesto, siempre me sorprende la poca cantidad de jugadores que se molestan en comunicarse con sus compañeros de equipo cuando se lanza un tiro en estos días. Recuerda: el baloncesto es un juego de equipo, y cuanto más pueda comunicarse y trabajar un equipo, más exitoso será ese equipo.

No Olvidar Bloquear al Tirador y a los Laterales

Otra habilidad fundamental que a menudo veo descuidada es que los jugadores olvidan bloquear al tirador, especialmente si está tomando un tiro externo. Desafortunadamente, esto a menudo se reduce a la pereza en la cancha, más que cualquier otra cosa. Hay varias razones por las que es un mal hábito para un jugador, y no debería ser tolerado por cualquier entrenador.

A menudo, un tirador puede saber cuándo y dónde fallará su tiro, por lo que tiene la mejor oportunidad de asegurar su propio rebote ofensivo, especialmente si es un tiro largo. Al no bloquear al tirador, le permites ir tras su propio tiro sin obstáculos, y decepcionas a tus compañeros de equipo que están trabajando duro para bloquear a su marca. Además, nunca quieres que un jugador oponente se sienta cómodo en la cancha; quieres que no solo tenga que trabajar por todo lo que consigue en la cancha, sino que sepa en el fondo de su mente que mientras lo estés marcando, tendrá que trabajar por todo lo que consigue, incluidos los rebotes ofensivos. En el transcurso de un juego, esto no solo desgasta su resistencia, sino que también erosionará su confianza y agresividad, y eso te dará una ventaja sobre él al final del juego.

Otro resultado perjudicial común de no bloquear al tirador es: al no mantener el contacto/visión con él, si uno de sus compañeros de equipo obtiene el rebote, él estará libre de cortar hacia la canasta sin obstáculos, lo que a menudo puede resultar en una canasta fácil. Incluso con la importancia obvia de esto, a menudo se pasa por alto, tanto así que los entrenadores y jugadores a menudo no son conscientes de que este error mental condujo a la canasta fácil del otro equipo.

Un error común que veo, particularmente en equipos que juegan una zona, es descuidar el bloqueo al jugador del ala opuesto al tirador. Este es a menudo un error crucial, ya que los tiros desde un ala tienen una mayor tendencia a rebotar en la canasta hacia el ala opuesta cuando se fallan. Muy a menudo, el guardia en la parte superior de una zona opuesta a un tirador se ha deslizado al codo y simplemente girará y "correrá" hacia la canasta, olvidándose completamente de su oponente que quedó "libre" en el ala. Es importante identificar a cualquier jugador "libre" en el ala y trabajar para llegar a él antes de que lo haga el balón, para que puedas hacer contacto con él y alejarlo de cualquier rebote largo que ahora puedas asegurar para ti.

El "Rebote Libre"

No hay muchos jugadores que sepan aprovechar la oportunidad para casi siempre asegurar un rebote defensivo en un tiro libre. Si se hace correctamente por ti y tus compañeros de equipo, casi siempre funciona, por eso lo llamo el "**rebote libre**". A continuación se muestra un esquema de cómo se lleva a cabo.

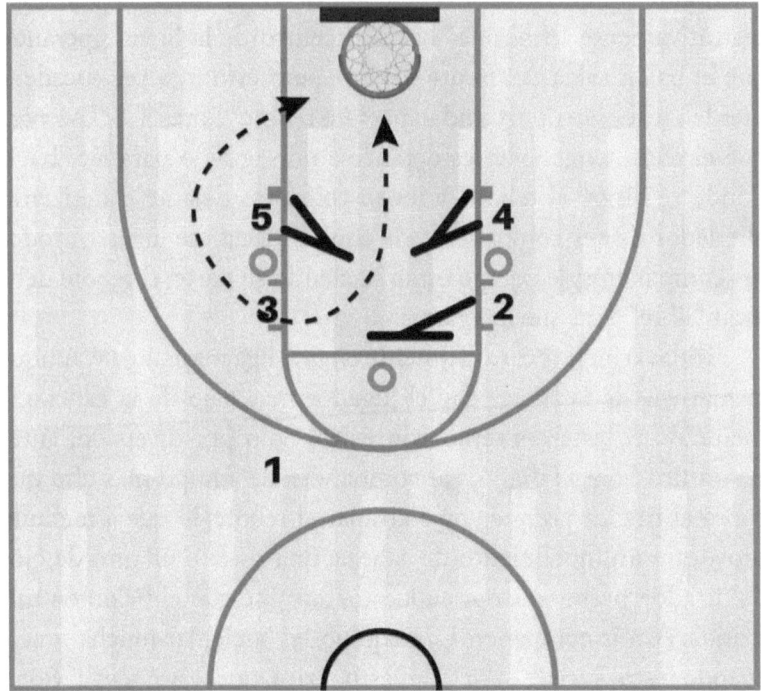

Esto es efectivo debido a una discrepancia numérica que funciona a tu favor. El equipo en el lado defensivo de la cancha tiene cuatro jugadores para bloquear a tres, uno de los cuales está lanzando. En el lanzamiento, los dos mejores jugadores del equipo en bloquear, generalmente el pívot y ala-pívot, necesitan bloquear y sujetar al jugador ofensivo de su lado de la línea usando la técnica de "golpear y moverse" (explicada anteriormente en *Cómo Bloquear en el Rebote con Éxito*). El escolta necesita deslizarse frente al tirador para bloquearlo, evitando que siga su propio tiro. Un cambio de regla reciente (al momento de escribir este libro) no permite que el escolta inicie contacto con el tirador, así que asegúrate de abrir los brazos para sentir y poder deslizarte frente a donde sea que se dirija el tirador. Ahora para la parte "libre": al alero no le queda nadie para bloquear, por lo que está "libre" para ir a donde sea que se dirija el rebote. La mayoría de los jugadores instintivamente "chocarán" hacia el centro de la línea esperando que el balón salga del frente del aro, pero esto rara vez sucede, y pierden una gran oportunidad para un rebote "libre". La clave para que el alero tenga éxito es detenerse un segundo para leer hacia dónde se dirige el rebote, y luego colocarse delante o deslizarse alrededor de sus compañeros de equipo hacia ese lugar. Si todos tus compañeros de equipo están haciendo su parte, el rebote debe estar "libre" para que lo agarres.

Todavía juego ocasionalmente en una liga masculina y, aunque la mayoría de las veces soy el jugador más bajo de la cancha, a menudo uso este concepto con éxito. Solo por diversión, antes de un tiro libre le digo a mi compañero de equipo más alto que cubra al tirador porque voy a atrapar el rebote, lo que a menudo provocará un movimiento de cabeza, una risita o un giro de ojos del tirador, hasta que, por supuesto, termine con el balón en mis manos. A mis compañeros de equipo les suele dar mucha gracia cuando esto sucede. Por supuesto, para que esto tenga éxito, tiene que ser un esfuerzo de equipo, y los otros tres jugadores involucrados deben ejecutar sus partes.

Visita www.boostyourbasketballIQ.com para ver un video gratuito que repasa el "Rebote Libre" con más detalle. Utiliza el código de acceso EXTRABOOST para obtener acceso.

CAPÍTULO 4

Consejos para Bases

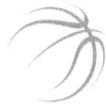

Tomar el Control

Uno de los mayores indicadores de un base eficaz es su capacidad para tomar el control de su equipo no solo en la cancha, sino también en el vestuario, durante la práctica y fuera de la cancha. Durante la práctica, debe ser una extensión del entrenador en la cancha. Puede hacer esto asegurándose de que sus compañeros de equipo estén en sus posiciones correctas, que él mismo esté trabajando lo mejor que pueda, dando un alto nivel de esfuerzo y liderando con el ejemplo, sin distraerse ni desviarse. Hacer todo esto le ganará el respeto de sus compañeros de equipo y lo hará eficaz para poder comunicar lo que el entrenador espera de sus compañeros de equipo mientras los dirige en la cancha.

La mayoría de los entrenadores confían en su base para dirigir las jugadas en ofensiva y establecer su defensa. Esto significa que deben saber no solo dónde debe estar cada jugador en cada momento, sino que también deben ser capaces de dirigir a aquellos que estén fuera de posición hacia el lugar correcto durante un juego. Los bases controlan el flujo del juego y el ritmo de un partido, y a veces necesitan cambiarlo cuando sea necesario para beneficiar a su equipo. Por ejemplo, si tu equipo ha tenido múltiples posesiones seguidas sin anotar porque tus compañeros están tomando tiros rápidos o malos, como base, puedes ralentizar el balón y dirigir a tu equipo para que se tome su tiempo para un buen tiro. Otro ejemplo es si tu equipo tiene dificultades para anotar contra una defensa preparada. En lugar de subir el balón caminando y seguir intentando anotar de la misma manera que no ha tenido éxito, el base puede comenzar a empujar el balón e intentar conseguir una oportunidad antes de que la defensa se prepare.

Probablemente, el momento más importante para que un base tome el control es al final de un partido cerrado, especialmente cuando su equipo está en ventaja. En este caso, es muy importante que controle el balón, manteniéndolo en sus manos o en las de los otros manejadores de balón principales y buenos tiradores de faltas. Esto evita que el otro equipo cometa una falta a un mal tirador de faltas u obtenga un robo.

Palabras Clave para Gritar Durante un Juego

Dado que el base es una extensión del entrenador y el líder en la cancha, es muy importante que se comunique durante todo el juego. Hay varias palabras clave que debe gritar para alertar a sus compañeros de equipo en diferentes momentos de un partido. La primera sería **"bloqueo" o "tiro"** cuando un jugador del equipo contrario lance un tiro. Esto alerta a los compañeros de equipo que pueden no haber visto que se lanzó un tiro porque estaban marcando a alguien más y le daban la espalda. Luego tienen la oportunidad de darse la vuelta y bloquear antes de que el otro equipo obtenga un rebote ofensivo.

Otro es **"atrás"**, que debe ser gritado cada vez que su equipo falla un tiro y el otro equipo asegura el rebote. Haces esto para asegurarte de que tu equipo regrese a la defensa para prevenir un contraataque. Dos palabras adicionales para gritar mientras estás en defensa son **"cambio"** y **"ayuda"**. Debes gritar **"cambio"** si el jugador que estás marcando te lleva a una cortina y ya no puedes marcarlo. Esto alerta al defensor más cercano a ti para que cambie de marca y marque a tu jugador para evitar un tiro abierto fácil. También puedes decirle a tus compañeros de equipo que cambien (usando sus nombres de pila para evitar confusiones) si no reconocen que están a punto de encontrarse con una cortina. También puede gritar **"cortina derecha"** o **"cortina izquierda"** si se acerca una cortina, para indicarles la dirección de la que viene la cortina, para que puedan evitarla. Además, puedes gritar **"ayuda"**, que es para instruir al defensor más cercano a un jugador que está penetrando para que suba y ayude. A veces solo necesitan ese recordatorio para llegar allí.

¿Cuál es tu Prisa?

Muchos jugadores, una vez que reciben el balón, instintivamente e inmediatamente comienzan a driblar y atacar la canasta. O, si están en la cancha trasera contra la presión, comienzan a moverse instantáneamente hacia arriba de la cancha. Por lo general, esto se hace sin tomarse ni siquiera medio segundo para simplemente escanear la cancha y mirar. Muchas veces, puedes prevenir un balón perdido al no driblar directamente hacia una trampa o un defensor esperando. Incluso puedes encontrar un compañero de equipo abierto simplemente tomándote el tiempo para mirar, lo que puede conducir a una canasta fácil o una forma más fácil de romper una presión. Además, los jugadores a menudo se apresuran a subir la cancha en ofensiva, particularmente el manejador principal del balón, que generalmente es el base, lo que lleva a tiros malos o apresurados. A menos que estés perdiendo cerca del final del juego, no hay razón para apresurarte, a menos que sea absolutamente necesario.

Un base debe saber cuándo tomarse el tiempo para colocar a los jugadores en la cancha donde deben estar, asegurándose de que todos estén en el lugar correcto, para ejecutar una jugada. Está bien si toma un segundo o dos adicionales para comenzar la jugada. No hay razón para apresurarse solo por apresurarse porque eso a menudo conducirá a intentos de tiro malos. Tus compañeros de equipo pueden acelerar lo que están haciendo y forzar o apresurar tiros que normalmente no tomarían, si se hubieran asentado y estado en sus posiciones correctas. Siempre es bueno tener confianza en dónde y cuándo quieres atacar el aro, y en qué jugada, y está bien tomarse tu tiempo para saberlo. Sin embargo, no cometas el error de adherirte siempre a esto. Hay momentos en que debes ser agresivo, como en una situación de cancha abierta o de juego roto, cuando es mejor atacar agresivamente el aro.

Cómo Liberarse Siempre Contra la Presión Individual

Me vuelve loco como entrenador ver a los bases o manejadores de balón principales tener dificultades para desmarcarse contra una presión, especialmente una presión individual. A menudo, veré a los guardias que intentan desmarcarse correr muy cerca del jugador que está sacando el balón de banda, lo que realmente no le da suficiente espacio a sus compañeros de equipo para hacer un pase. Si pueden pasarle el balón al base y él lo atrapa, generalmente está justo al lado de la línea lateral, básicamente creando una trampa para sí mismo. Efectivamente, está agregando otro defensor, convirtiéndolo en una manera realmente pobre de ejecutar el desmarque contra una presión.

Lo que hará un base inteligente y bueno es comenzar al menos en la línea de tiros libres extendida. También debes asegurarte de que tu defensor esté detrás de ti. Tu primer movimiento debe ser enfrentar a tu defensor y empujarlo con fuerza hacia tu canasta, luego plantar y volver directamente hacia el balón. Esto creará todo el espacio abierto que necesitas para que el sacador pueda pasarle el balón a tus manos de manera segura. Otra táctica similar que puedes usar es comenzar en la mitad de la cancha y una vez que el sacador tenga el balón, correr rápidamente hacia él con tu defensor siguiéndote. Recibe el balón, gira, colócate de frente y ahora estás listo para subir el balón. Recibir el balón con éxito en tus manos es la mitad de la batalla para romper una presión; la siguiente sección te dará múltiples formas de subir el balón una vez que esté en tus manos.

Tres Formas de Subir el Balón Contra la Presión Individual

1. Una vez que te desmarques y recibas el balón contra la presión individual, hay tres excelentes maneras de atacar la defensa y subir el balón a la mitad de la cancha. Lo primero que debes hacer una vez que atrapes ese balón es girar y enfrentarte a tu defensor. Luego, echa un vistazo rápido al área, deja que tus compañeros de equipo se despejen, date algo de espacio, haz un crossover rápido o un barrido, y luego ataca hacia arriba de la cancha.

2. La segunda opción que puedes hacer es, nuevamente, girar y enfrentarte, esperar a que todos se despejen, y luego

hacer lo que se llama el drible giratorio y protector. Driblas hacia tu lado fuerte con la mano opuesta protegiendo el drible, y luego, cuando te acercas a la línea lateral, cambias de mano, giras y luego sacas la otra mano para proteger tu drible e ir hacia el otro lado, creando una especie de zigzag hacia arriba de la cancha. Es muy difícil para tu defensor robarte el balón sin cometer una falta si proteges correctamente tu drible.

3. La tercera forma es para jugadores más avanzados que se enfrentan a un defensor bastante habilidoso. Enfréntate, da dos fuertes dribles hacia arriba, atacando a tu defensor, haciéndolo retroceder sobre sus talones. Luego, da un drible hacia atrás, y tan pronto como tu defensor vuelva a atacarte, haz un crossover. Una buena manera de recordarlo es: dos arriba, uno atrás, cruza. Es un movimiento que funciona una gran cantidad de veces. Hará que tu defensor se canse de ser superado, y eventualmente retrocederá, y todo lo que realmente necesitas hacer es desmarcarte, girar y enfrentarte, y no tendrás problemas con alguien presionándote arriba y abajo de la cancha el resto del partido.

CAPÍTULO 5

Cómo Aumentar Tu Anotación

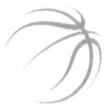

La NBA es Fantasía

La NBA está llena de muchos tiradores excepcionales e increíbles en este momento, como Stephen Curry y Trae Young, pero si eres un jugador de secundaria o preparatoria, no deberías practicar o incluso lanzar tan pronto como cruces la media cancha solo porque ves a los muchachos de la NBA haciéndolo. En primer lugar, no es un tiro de alto porcentaje, así que ¿por qué tomar un tiro tan lejos de la canasta cuando incluso tres, cinco o diez pies más cerca, tendrás una mejor oportunidad de hacer el tiro? No es que te den puntos extra por disparar tan lejos.

Si deseas mejorar tu anotación, además de lo obvio (lanzar mejores tiros), debes trabajar en mejorar tus tiros libres y tus bandejas. Los tiros libres y las bandejas comprenden una gran parte de los puntos totales anotados en un juego típico y, sorprendentemente, pocos jugadores los toman lo suficientemente en serio. Podría afectar no solo tu puntuación general, sino también el resultado de los juegos. Un equipo que lanza 50% o menos desde la línea de tiros libres en un juego tiene muchas más probabilidades de perder que un equipo que lanza cerca del 90% desde la línea.

Si notas que la mayoría de tus puntos solo provienen de tiros externos o tiros de tres puntos, debes trabajar en otras partes de tu juego, como bandejas o tiros libres. Por el contrario, si todo lo que estás haciendo son bandejas y tiros libres, debes concentrarte en mejorar tu tiro de tres puntos.

Los Mejores y Más Fáciles Movimientos de Aislamiento

Con frecuencia veo equipos jugando contra una defensa individual y el entrenador llamará un aislamiento para el base o quienquiera que esté manejando el balón en ese momento. Invariablemente, ese jugador comenzará a driblar por todas partes, haciendo todo tipo de movimientos elegantes y tomando mucho tiempo sin realmente hacer un movimiento hacia la canasta. En última instancia, lo que suele suceder, en el curso de hacer todos estos movimientos elegantes, es que pierde el control o hace algo como hacer rebotar el balón de su propio pie, creando un balón perdido. O, eventualmente hace algún movimiento a la canasta, pero está tan desequilibrado o cansado en ese momento que no es un tiro de alto porcentaje. Sin embargo, los jugadores inteligentes que solo quieren anotar subirán el balón caminando, esperarán a que todos se despejen, y luego harán un movimiento rápido y repentino. Podría ser un crossover, un drible de entrada y salida o una finta; luego atacarán directamente hacia la canasta e intentarán anotar o provocar suficiente contacto para que se pite una falta.

El Mejor Momento para un Drible de Entrada y Salida

El drible de entrada y salida se ha vuelto muy popular en los últimos años, gracias a estrellas de la NBA como Kyrie Irving y Kemba Walker. Uno de los mejores momentos para usar un drible de entrada y salida (además del aislamiento discutido en la sección anterior) es durante el contraataque. Cuando tu defensor esté retrocediendo, ve directo hacia él y haz un drible de entrada y salida, y muchas veces ese jugador en realidad tropezará y caerá, dejándote un camino despejado hacia arriba de la cancha o hacia la canasta. Puedes volverte muy eficiente en este movimiento practicando dribles de entrada y salida a la velocidad del juego a lo largo de la cancha, y terminando con una bandeja después de cada repetición.

Provocar Contacto para Ayudar a tu Anotación

Una excelente manera de mejorar tu anotación, especialmente en una noche de mal tiro, es aprender a provocar contacto. Ser capaz de provocar contacto sin que te cobren una falta ofensiva es una habilidad que requiere práctica para dominarla. Al tratar de provocar contacto, siempre debes liderar, pero nunca hundir tu hombro, apoyándote en el defensor mientras tiras. Si tienes un buen tiro a la canasta, hay una oportunidad para que consigas un tiro de tres puntos. Además de eso, también hay una oportunidad de meter a un jugador oponente en problemas de faltas.

Me gustaría añadir una nota para los entrenadores aquí. Una filosofía a la que me suscribo como entrenador, especialmente en la segunda mitad de los partidos, es tratar de meter a mi equipo en el tiro libre adicional antes de que el equipo contrario esté en el tiro libre adicional. Es como un juego dentro de un juego. La razón de esto es doble. Primero, si estás ganando al final del juego, no necesitas tirar, y el equipo contrario tiene que cometer una falta sobre ti para intentar recuperar el balón. Tendrás la oportunidad de hacerlos pagar yendo a la línea de tiros libres y pudiendo anotar uno, si no es que dos, puntos en el tiro libre adicional. La segunda razón es que si estás perdiendo en la segunda mitad y estás en el tiro libre adicional, puedes recibir una falta o provocar contacto incluso en la cancha trasera y realmente anotar puntos mientras el reloj está detenido. Además, si tuviste dificultades para anotar todo el juego, ni siquiera necesitas vencer a la defensa, porque estás anotando desde la línea de tiros libres.

Como base o manejador principal del balón, al final del juego, si estás ganando y estás en el tiro libre adicional, debes aprovechar cada oportunidad para obtener y mantener el balón en tus manos, especialmente si eres uno de los mejores tiradores de faltas. También es importante proteger el balón y no correr riesgos innecesarios en estas situaciones. Una vez que sea evidente que el otro equipo va a intentar cometer una falta, cubre el balón con ambas manos para protegerlo para que no te roben y deja que te hagan una falta. Y ahora puedes ir a la línea de tiros libres y anotar para poner el juego fuera del alcance del equipo contrario.

Mantenerte en tu Línea de Ataque

Hay dos puntos clave importantes que practicar y recordar cuando estás atacando el aro con el drible. El primero es mover a tu defensor fuera de tu línea de ataque. Esto se puede hacer tan simplemente como una finta de cabeza o una finta de salida. Otras formas incluyen usar un barrido, un drible de entrada y salida o un crossover. El segundo punto es una vez que mueves a tu defensor fuera de tu camino hacia la canasta, atacar lo más cerca posible de una línea recta hacia el aro. Esto te colocará en la mejor posición para lanzar un tiro de alto porcentaje, y hacerlo consistentemente resultará en más puntos y oportunidades de tiros libres para ti. Cuando practiques esto, asegúrate de incorporar ambas partes del concepto: mover a tu defensor y luego atacar en línea recta hacia el aro.

Lo que se Debe y lo que no se Debe Hacer en los Tiros Libres

Una de mis mayores molestias con los jugadores que no lanzan bien los tiros libres es lo que hacen antes de tomar el tiro. Lo primero que siempre debes hacer es alinearte con la marca central de la línea de tiro libre. La mayoría, si no todas, las canchas de baloncesto tendrán una marca de clavo en el centro de la línea de tiros libres, y debes alinear el mismo pie que tu brazo de tiro justo en ese clavo, para que estés lanzando directamente al aro. No debes alinearte en el medio de tu postura porque si lo haces, tu tiro se desviará hacia la derecha o hacia la izquierda, porque tu brazo de tiro no estará exactamente perpendicular al aro.

Lo segundo que veo a menudo es que los jugadores hacen dribles de calentamiento, miran sus dribles y miran el piso. Luego, de repente, levantan la cabeza e intenta tirar, sin establecer un objetivo y concentrarse en él. Esto hace que sea un tiro mucho más difícil. En realidad, es como si disparara a un objetivo en movimiento. En comparación, si estuvieras recibiendo un balón en la banda y preparándote para un tiro en salto, no mirarías el piso y luego intentarías hacer un tiro en salto, y luego mirarías el aro. Primero atraparías el balón, enfocado en el aro todo el tiempo, luego tomarías el tiro. Así es exactamente como debes lanzar un tiro libre. Está bien hacer algunos dribles antes de intentar un tiro libre, solo asegúrate de mirar el aro y no el piso cuando lo hagas.

La mayoría de los mejores lanzadores de tiros libres desarrollan una rutina consistente que usan cada vez que van a la línea de tiros libres. Esta consistencia te permitirá construir un ritmo y confianza en tu tiro para que puedas concentrarte en meter el balón en el aro y no en lo que estás haciendo antes de lanzar. Un pequeño truco que uso para enseñar a los jugadores que entreno, y que yo mismo uso cuando juego, es decir esto en mi cabeza cuando llego a la línea de tiros libres: "uno, dos, respira hondo, y sigue adelante". El "uno, dos" son dribles, a los que sigo con un "respira hondo" que me relaja antes de disparar, y el "sigue adelante" es lo que hago después de disparar. Esto me relaja y me pone en un buen ritmo mientras disparo.

Además, después de lanzar el tiro libre real, muchos jugadores tienden a inclinarse hacia atrás. Si haces eso, te afectará al momento de seguir adelante.

Recuerda siempre seguir adelante hasta que el balón pase por la red. Si incorporas estos cuatro pasos, te garantizo que tu porcentaje de tiros libres aumentará, lo que aumentará tu puntuación general y tu equipo ganará más partidos. **Consulta mi material adicional en la web para ver un video más detallado sobre tiros libres en www.boostyourbasketballIQ.com. Utiliza el código de acceso EXTRABOOST para obtener acceso.**

Saber Qué es un Buen Tiro

Les enseño a mis jugadores a saber qué es un buen tiro usando una escala del uno al diez, siendo uno el peor tiro que posiblemente puedas tomar y diez una volcada abierta de Kevin Durant. Así que les digo a mis jugadores: "ninguno de nosotros es Kevin Durant, así que no espero que ninguno de ustedes lance dieces, pero sí espero que lancen tiros que sean sietes, ochos o nueves en casi todas las ocasiones". Entonces, ¿qué es un tiro de siete, ocho o nueve? Ese es un buen tiro donde estás en equilibrio, no hay manos en tu cara, tus hombros están bien orientados, estás en el rango y tienes el tiempo adecuado para disparar sin apresurarte, ya sea un tiro en salto o una bandeja. Ahora, ¿qué es un tiro de cinco o seis? Esos son tiros regulares que pueden funcionar en la práctica, pero no necesariamente en los juegos. Todo lo que se necesita para evitar esta calidad de tiro es un pase extra a un compañero de equipo. Puede que tengan un tiro de ocho o nueve listo. Un tiro de tres o cuatro es, en pocas palabras, un mal tiro. Son porcentajes bajos, y todos (incluyéndote a ti) saben que no deberías lanzarlos. Si quieres tener un equipo ganador, no puedes lanzar muchos tiros de tres o cuatro durante el transcurso de un juego. Puede haber momentos en que se esté acabando el tiempo al final de un cuarto o de una mitad, y tengas que lanzar un tiro que no sea tan bueno, pero solo estás tratando de lanzar algo. Eso es aceptable. Finalmente, hay uno o dos tiros, que son tiros que te harán perder juegos si se toman constantemente.

Estos son tiros terribles en los que no estás en equilibrio, no estás en el rango y tienes un defensor cerca de ti. Este tipo de tiros generalmente te harán ganar un asiento al lado de tu entrenador; solo deben intentarse como último recurso si el reloj de tiro está corriendo o el juego está terminando.

La importancia de saber qué es un buen tiro y tomar consistentemente tiros que estén calificados con siete o más se puede encontrar estudiando las estadísticas de los equipos ganadores de la NCAA. De todas las diversas estadísticas disponibles en estos días, la correlación número uno con las victorias en los juegos de la NCAA es el equipo que tiene un porcentaje de campo más alto. Esto es igualmente cierto para los juegos juveniles e incluso de la NBA. Por lo tanto, es lógico que los equipos que consistentemente tomen tiros de mayor porcentaje tengan en última instancia porcentajes de campo más altos que sus oponentes en la mayoría de los juegos, lo que se traducirá en más victorias y una temporada exitosa.

CAPÍTULO 6

La Práctica Perfecta Hace Mejores Jugadores

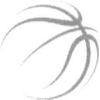

La Mejor Manera de Practicar (Velocidad del Juego)

Con demasiada frecuencia, veo jugadores practicar a alrededor del 50% de la velocidad a la que normalmente se moverán durante un juego. Al practicar de esta manera, una vez que ingresan a un juego con todos moviéndose más rápido, esto hará que estos jugadores sean indecisos y menos confiados, y conducirá a la ineficacia. Lo opuesto es cierto para los jugadores que se empujan a sí mismos cuando practican, a la velocidad del juego o más rápido. A menudo, estos son los jugadores para quienes las cosas resultan más fáciles en un juego, y estos jugadores generalmente no se alteran por oponentes más rápidos. Por ejemplo, no debes trabajar en lanzar bandejas a media velocidad porque muy pocas veces las lanzarás a media velocidad en el juego. Esto es cierto incluso si anotas más en la práctica, porque estás yendo a media velocidad. En cambio, concéntrate en moverte a la velocidad a la que irás si alguien está tratando de perseguirte durante un juego. Esto te preparará mejor para cuando surja la oportunidad durante un juego. Esto es válido para todo lo que trabajes en la práctica, por las mismas razones. **Consulta el ejercicio, "bandejas con perseguidor", en el Capítulo 8 para ayudarte a dominar esta habilidad.**

Ve a la Videoteca
(Graba tus Juegos y Prácticas)

Esta oportunidad para ayudarte a mejorar prácticamente no existía para atletas no profesionales o universitarios hasta el advenimiento y el uso generalizado de los teléfonos inteligentes hace aproximadamente 10 a 15 años. Ahora que ha llegado la era de los teléfonos inteligentes, casi todos tienen acceso a una grabadora de video (generalmente se encuentra dentro de su bolsillo), una herramienta que puede ayudarte a mejorar enormemente. Pídele a un hermano, un amigo o un padre que grabe tus entrenamientos de práctica para asegurarte de que estás utilizando las técnicas correctas y exhibiendo la cantidad correcta de esfuerzo. Además, intenta que graben todos o parte de tus juegos, luego vuelve a ver estos videos para ver cómo te estás desempeñando en la cancha y poder identificar áreas de debilidad en las que necesitas trabajar. Algunos ejemplos de cosas que buscar en los juegos son: ¿bloqueaste?, ¿es correcta tu forma de tiro? y ¿estás realizando las otras habilidades y técnicas que has aprendido de este libro?

Recomiendo encarecidamente a los entrenadores que también aprovechen esta tecnología, ya que es una excelente manera de identificar deficiencias y reforzar las habilidades que está enseñando. He encontrado que incluso solo media hora de revisión ocasional de películas es tan productiva para obtener resultados positivos como una práctica completa de dos horas. Diablos, en el mundo de hoy, incluso puedes enviar por correo electrónico a un jugador específico un fragmento del juego con una nota sobre lo que quieres que vea que hizo bien o mal.

Busca Tomar Buenos Ángulos hacia el Tablero

Ya sea que estés lanzando una bandeja, un tiro al tablero o un flotador desde el ala, busca alinear tus hombros para que sueltes el balón en un ángulo de 90 grados al tablero. Es de vital importancia hacer esto para aumentar tu porcentaje de tiro. En muchos intentos de tiro, especialmente cuando penetras en la línea de fondo, los jugadores se encuentran desequilibrados al evitar a los defensores y descuidan alinear sus hombros con el aro antes de lanzar. Al alinear tus hombros (incluso si el resto de tu cuerpo no está alineado) con el cuadrado blanco en el tablero en tu lanzamiento, tendrás muchas más posibilidades de encestar. Esto es particularmente cierto cuando lanzas una bandeja rodeado de defensores, por lo que es importante practicar lanzar bandejas desde diferentes áreas de la cancha, y no solo desde el ala, desde donde generalmente haces tus calentamientos antes de un juego. Una de las bandejas más difíciles de anotar es la bandeja directa desde la derecha o la izquierda del aro; si no alineas tus hombros hacia el cuadrado antes de lanzar, el balón rebotará directamente en el tablero y fallarás. **Consulta el ejercicio, "finalizaciones en ángulo agudo", en el Capítulo 8 para ayudarte a dominar esta habilidad.**

¡ Las Bandejas Importan!

Un error que muchos jugadores cometen es no tomar lo suficientemente en serio la habilidad de hacer bandejas en un juego. Esto también se aplica a los jugadores interiores así como a los guardias que llenan la línea de fondo en el contraataque. Créelo o no, a menudo el tiro más fallado en los juegos de baloncesto juvenil e incluso en algunas escuelas secundarias es la bandeja. Piensa en esto por un minuto: si un equipo falla 10 bandejas en un juego, esos son 20 puntos que el equipo no está anotando. Eso puede convertir una derrota de 8 puntos en una victoria de 12 puntos.

Mi consejo para los entrenadores y jugadores es asegurarse de dedicar suficiente tiempo a dominar la bandeja y dejar de dejar esos puntos en el piso.

Algunas claves para anotar más bandejas son: 1. Mantenerse cerca del suelo en tu aproximación y explotar hacia el aro cuando lances. 2. Alinear tus hombros con el cuadrado blanco en el tablero en un ángulo de 90 grados en tu lanzamiento. 3. Hacer tu lanzamiento alto y suave. Comienza practicando apuntando a la esquina superior del cuadrado, y a medida que lo domines, intenta lanzarlos más y más alto para evitar que los bloqueen. Los jugadores que dominen la bandeja verán aumentar sus promedios de anotación y los entrenadores que lo enfatizan verán aumentar sus porcentajes de victorias.

El Esfuerzo Siempre Destaca

Una cosa que cualquier jugador de baloncesto puede hacer para ayudar a sus entrenadores y compañeros de equipo a verlos de manera positiva es hacer un gran esfuerzo cada vez que pisan la cancha, para practicar o jugar. Un jugador que siempre está luchando, tirándose por los balones sueltos y corriendo para regresar a la defensa, es un miembro valioso de cualquier equipo, incluso si no es el mejor anotador o tirador del equipo. Los entrenadores, los fanáticos y otros jugadores siempre notan a un jugador que brinda este tipo de esfuerzo durante todo el partido. Si quieres construirte un nombre mientras trabajas duro para que tu juego ofensivo se desarrolle a un nivel mejor o de élite, sé el jugador de tu equipo que brinda el mayor esfuerzo. Te destacarás de manera positiva y eso solo puede ser bueno para ti y tu equipo. Luego, cuando perfecciones el resto de tu juego, los buenos hábitos que hayas aprendido te convertirán en un miembro valioso y completo de cualquier equipo en el futuro.

Consulta el Capítulo 8 para ver una lista de entrenadores y recursos que recomiendo.

CAPÍTULO 7

Consejos para los Ganadores

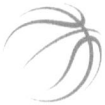

Sé Implacable

Un rasgo que muchos ganadores prolíficos poseen es la implacabilidad. Ahora, es importante tener en cuenta que esto no solo significa ser implacable en el aspecto físico real del juego mientras estás en la cancha. También es ser implacable en tu búsqueda de la excelencia en tu oficio. Sé implacable en tu preparación. Sé implacable en la forma en que practicas. Sé implacable en la forma en que animas a tus compañeros de equipo, y así sucesivamente. Ser implacable en tantas áreas como sea posible ayudará a aumentar y casi asegurará que seas un ganador no solo en el deporte del baloncesto, sino en la vida.

Sé Confiable

Otro rasgo que tienen la mayoría de los ganadores es la confiabilidad. Quieres ser confiable en la cancha para que tus compañeros de equipo puedan confiar en que si te lanzan el balón, lo atraparás. Pueden confiar en que si estás abierto para un tiro, lo encestarás, o al menos tomarás un tiro creíble y no harás algo poco confiable con el balón. Quieres ser confiable en las prácticas, siempre trabajando duro, siempre llegando a tiempo. Quieres ser confiable para tu entrenador al ser alguien con quien puede contar como líder y mostrar liderazgo por lo duro que practicas. Tu confiabilidad debe hacer que tu entrenador no se preocupe por ponerte en un juego o en una situación difícil. Este rasgo también se traducirá bien para ti una vez que crezcas y comiences a trabajar.

Aceptar la Responsabilidad por Pérdidas o Malos Tiros

Un buen rasgo para desarrollar y trabajar que la mayoría de los ganadores poseen es aceptar la responsabilidad de las pérdidas de balón o los malos tiros. Cuando cometes un pérdida de balón o lanzas un mal tiro en el juego, tus compañeros de equipo pueden desanimarse, frustrarse y molestarse. Esto es especialmente cierto si no lo admites o si desvías la culpa a otros. Un buen compañero de equipo, un gran líder y un ganador aceptará la responsabilidad y dirá: "esa fue mía", o "eso es culpa mía", o algo por el estilo. Esto generará confianza y camaradería entre tú y tus compañeros de equipo. Te ganarás el respeto de tus compañeros de equipo y tu entrenador también lo apreciará. Al igual que los dos anteriores, este es un rasgo que te servirá bien más adelante en muchas otras experiencias de la vida.

Adelantados al Final del Partido

Hay tres claves importantes para los jugadores ganadores, y por lo tanto para los equipos ganadores, cuando estás adelante cerca del final del juego. La primera es que la posesión lo es todo. Es muy importante que entiendas que mantener la posesión del balón por encima de todo es la clave más importante para que finalmente ganes el juego. Si no pierdes el balón, el otro equipo no tiene la oportunidad de anotar y volver al juego. Por lo tanto, este no es un momento para hacer pases arriesgados (50/50). Entraremos en eso en la siguiente sección. No es el momento de lanzar malos tiros. Definitivamente es un momento en el que cuidas el balón y lo manejas con mucho cuidado. De hecho, incluso si estás arriba por un punto con pocos segundos para el final del juego y tienes una bandeja fácil, es mucho mejor driblar el balón que intentar anotar y darle al otro equipo la oportunidad de empatarlo en los últimos segundos.

Otra clave importante mientras se acerca el final del juego es conocer la situación. Debes saber si el otro equipo ya está en la bonificación o en la doble bonificación. Debes saber quién en tu equipo es un buen lanzador de tiros libres y debes asegurarte de que el balón llegue a sus manos. Si eres el mejor lanzador de tiros libres, debes hacer todo lo posible para mantener el balón en tus manos mientras mantienes la posesión y no hacer nada arriesgado que pueda provocar una pérdida de balón. Del mismo modo, si tu oponente tiene el balón y no están en bonificación e intentan anotar, puede tener sentido en ciertas situaciones cometer una falta sobre ellos antes de que tengan la oportunidad de lanzar un triple donde podrían empatar un juego al final. Lo mejor que podrán hacer es ir a la línea de tiros libres con un tiro libre adicional. Incluso si anotan el primero, tendrán que fallar intencionalmente el segundo, obtener el rebote y luego anotar solo para empatarlo.

Además, si hay un reloj de tiro, ten en cuenta el tiempo restante y utilízalo todo. Quieres hacer correr el reloj de tiro hasta el punto en que quede poco tiempo, pero no hasta el punto en que estés apresurándote o forzando un tiro terrible. Si tienes un tiro abierto, como un triple abierto con un buen tirador, o si tienes una bandeja abierta para uno de tus jugadores interiores, adelante y lánzalo si hay reloj de tiro. Si no hay reloj de tiro, depende de cuánto estés arriba y cuánto tiempo queda. Esto lleva directamente a la tercera clave, que es no correr riesgos. Si estás por delante al final del juego no es el momento de experimentar y probar el nuevo tiro elegante en la línea de fondo que has estado practicando. Es el momento en que mantienes el balón en las manos de tu mejor manejador de balón y en las manos de tu mejor lanzador de tiros libres. No es el momento de intentar un pase largo de beisbol, a menos que un jugador esté completamente abierto. Definitivamente es el momento de ser conservador con el balón y cuidar el balón y asegurar una victoria.

Pases Seguros vs. Pases Dudosos (Pases 50/50)

Todos en la cancha de baloncesto deben pasar el balón de vez en cuando, y todos deben saber la importancia de las posesiones y tener el balón. Por lo tanto, una de las cosas que me gusta enseñar a los jugadores de mis equipos es el concepto de pases seguros versus pases dudosos. En primer lugar, ¿qué es un pase dudoso, o lo que me gusta llamar un pase 50/50? Me gusta llamarlo así porque tiene un 50% de posibilidades de llegar a su compañero de equipo (o a dónde debe ir) sin ser interceptado por el otro equipo y provocar una pérdida de balón. Un pase seguro está casi garantizado que llegará a tu compañero de equipo (o donde necesite ir). Entonces, si puedes concentrarte solo en hacer pases seguros, y si todos tus compañeros de equipo hacen lo mismo, entonces vas a reducir drásticamente los balones perdidos innecesarios de tu equipo al hacer pases malos/dudosos.

No hay razón para intentar forzar un pase que sabes que solo tiene un 50% de posibilidades de llegar a su destino previsto. Las probabilidades no tienen sentido, pero constantemente veo a los niños tratar de forzar un pase imposible. Cuando les pregunto por qué, la respuesta habitual es: "si llegaba, habría sido una canasta fácil", o "habría quedado bonito". El problema con ese enfoque es que cuando haces eso varias veces en un juego, incluso si conectas en uno de ellos, no conectarás en la mayoría de ellos. Y cada pérdida de balón da como resultado una oportunidad adicional para que tu oponente anote.

Usa las Manos para Crear un Blanco Cuando Cortes hacia el Balón

Un hábito simple de incorporar a tu juego que te salvará de muchos balones perdidos es usar tus manos para hacer un blanco cuando cortes hacia el balón. Con demasiada frecuencia, veo jugadores cortar hacia el balón con las manos a los lados, e inevitablemente, no reciben un pase y se preguntan por qué. Si le hubieran dado al pasador un mejor blanco, particularmente para jugadores más bajos, es mucho más fácil para 1. el pasador reconocer que están abiertos y darles el balón, y 2. para ellos recibir el balón lejos de la presión del defensor. Un defensor posiblemente tendría que pasar por encima de la espalda del jugador ofensivo para desviar o interceptar el balón. Este es un gran hábito, que te ahorrará un montón de pérdidas de balón y te conseguirá más posesiones con el balón en tus manos.

Una Forma Astuta para un Guardia Bajo de Robar tras un Tiro Libro Anotado

Una forma astuta para que un guardia bajo robe un balón después de un tiro libre es esconderse detrás de la persona que está lanzando. Después de que se anote la canasta, puedes escabullirte hacia el carril de pase y robar fácilmente el balón. Esto es particularmente efectivo si lo haces cuando hay un jugador interior o un jugador más grande lanzando, y en una situación de final de juego cuando necesitas un robo y el otro equipo está frenético, apresurándose para sacar el balón de banda antes de que se pueda establecer la presión, y no están prestando toda la atención. Si te escondes detrás de ese jugador y te deslizas hacia el carril de pase cuando el balón está saliendo, a menudo puedes conseguir un robo fácil y sin problemas, seguido de una canasta fácil. Luego, puedes entrar directamente en tu presión y, con suerte, hacer que se desconcierten lo suficiente como para hacer que lo pierdan nuevamente.

La Mejor Manera de Vencer a una Doble Marca (Deshacerse Rápidamente de la Bola y Rotarla)

La mejor manera de vencer a una doble marca es pasar inmediatamente a través de ella y dividir a los dos defensores y atacar la canasta. Esto debería atraer a un tercer defensor hacia ti, por lo que casi siempre tendrás una persona abierta cerca del aro a la que puedas pasarle el balón para un tiro fácil. Es importante que entiendas esto cuando estás en esa situación para que sepas que debes concentrarte en encontrar al hombre abierto. Si no puedes pasar inmediatamente a través de ella y romper la doble marca con tu drible, debes identificar de dónde viene la doble marca y pasarle inmediatamente el balón a la persona que queda abierta. Luego, si no tiene un buen tiro de inmediato, especialmente si está más lejos de la canasta, también necesita rotar el balón a sus otros compañeros de equipo. A medida que la defensa intenta recuperarse y volver a su posición, eventualmente, encontrarás un desajuste donde obtendrás un tiro abierto fácil. El concepto a recordar es que cuanto más rápido tú y tus compañeros de equipo roten el balón, más probable es que sorprendas a la defensa fuera de posición cuando estén atacando y haciendo una doble marca al balón.

El Mejor Tipo de Cumplido

El mejor tipo de cumplido es al final del juego, cuando estás pasando por la fila de apretones de manos y todos simplemente dicen "buen juego, buen juego, buen juego". Cuando la persona que te estuvo marcando la mayor parte del juego, o a quien estuviste marcando, te detiene y te agarra y en lugar de "buen juego", dice "jugaste un muy buen juego", o algo similar, te destacó del resto de tus compañeros de equipo y se aseguró de hacerte saber que jugaste un gran juego, que lo hiciste trabajar duro, o lo que sea. Debes esforzarte por obtener ese tipo de respeto después de cada juego.

Cuando te ganas el respeto de tus oponentes, ese es el mejor cumplido que podrías tener.

Recuerdo haber jugado como receptor abierto en un partido de fútbol americano en la escuela secundaria en el que solo atrapé dos pases porque éramos principalmente un equipo que corría. Mi trabajo consistía principalmente en bloquear al esquinero, y jugaba duro en cada oportunidad. Recuerdo que después del juego, el tipo que jugaba enfrente de mí me sacó de la fila de apretones de manos y dijo: "hombre, fuiste el receptor abierto más duro contra el que jugué todo el año". Nunca lo olvidé y desde ese momento, en cada juego que jugué, sin importar el deporte, me esforcé por ganarme el respeto de todos mis oponentes.

Mamá Siempre Está Mirando — Haz Que Se Sienta Orgullosa

Lo que hay que recordar de las mamás es que siempre están mirando, ya sea en las gradas, en el cielo o en tu corazón. Es valioso recordar esto, porque durante un juego, es fácil aprovechar la oportunidad cuando el balón no está cerca de ti para dar algún golpe, o para responderle a un árbitro, o hacer algo más que tu madre no estaría orgullosa. Si siempre te propones jugar como si tu madre te estuviera viendo, incluso si no está en las gradas, lo más probable es que nunca te metas en problemas por tener un mal comportamiento en un juego. Evitarás meterte en problemas con tus entrenadores o tus compañeros de equipo, o cualquier otra repercusión que pueda causar. Puede ayudar pensar siempre: ¿querrías enorgullecer a tu madre o querrías que tu madre se enojara contigo por hacer algo que no es apropiado en un juego? Siempre debes esforzarte por hacer que tu madre se sienta orgullosa y no avergonzarla.

CAPÍTULO 8

Consejos para los Entrenadores y los Padres

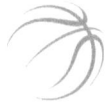

Cómo Realizar Cortes de Forma Responsable

Cuando es necesario cortar a jóvenes atletas que hacen pruebas para un equipo en particular, es importante basar estos cortes en la capacidad del jugador para jugar baloncesto, y no en quién es amigo de quién, etc. La apariencia de favoritismo en la selección de una lista de jugadores puede llevar a sentimientos heridos y crear tensión innecesaria en una escuela o comunidad externa. Es por eso que es mejor evitar cualquier apariencia de favoritismo, si es posible. Una forma en que puedes lograr esto sería pedirle a un entrenador local activo o jubilado de la escuela secundaria que vea las pruebas y te dé su opinión sobre quién debería formar parte del equipo.

La forma en que se manejan los cortes puede tener un efecto negativo duradero en la confianza y el sentimiento de autoestima de un niño. Cuando se realizan cortes, sugiero que el entrenador se reúna de forma privada e individual con cada niño para informarles si formaron o no parte del equipo. Este puede ser un momento muy estresante y ansioso en la vida de un niño, y se debe tener cuidado de ser lo más directo y honesto posible con cada niño en la cara. No recomiendo destacarlos publicando una lista de cortes para que todos la vean, o enviándolos a casa con un sobre sellado para informarles si formaron o no parte del equipo.

Cuando te reúnas con aquellos que no formaron parte del equipo, haz un esfuerzo lo más concertado posible para ser constructivo en tus comentarios sobre por qué no formaron parte del equipo y en qué habilidades necesitan trabajar para formar parte del equipo el año siguiente. También sería útil tener formularios de registro o información disponible sobre equipos alternativos, como equipos de recreación locales donde ese niño pueda elegir participar y trabajar para mejorar su juego.

Además, algunos entrenadores pueden querer ofrecer a los niños que fueron cortados la oportunidad de practicar con el equipo (especialmente si son estudiantes de último año), para que puedan mejorar sus habilidades para el año siguiente. Como beneficio adicional para el entrenador, si uno o dos niños que integraron el equipo se lesionan o por cualquier razón ya no pueden participar, tendrá uno o más jugadores disponibles que pueden intervenir. Si son estudiantes de cursos inferiores, el tiempo de práctica en la mayoría de los casos resultará valioso para prepararlos mejor para formar parte del equipo el año siguiente. Un entrenador también puede ofrecer a aquellos que fueron cortados la oportunidad de ser manager del equipo o estadístico (particularmente a los estudiantes de cursos superiores). Esto no solo puede ser gratificante para el estudiante, sino que también puede ser útil para el entrenador.

Buen Comportamiento en el Juego y Tácticas de Deportividad

Es muy importante que los entrenadores sean buenos modelos a seguir y muestren una buena deportividad durante los partidos. Si tú equipo tiene una gran ventaja contra un equipo obviamente inferior y el otro entrenador comienza a sustituir a su banca, ese sería un buen momento para detener tu presión o sacar a tus jugadores estrella. A menudo, puedes intercambiar miradas o incluso decirle al entrenador contrario que vas a sustituir a tu banca para que tenga la oportunidad de igualar a sus jugadores de banca contra una competencia más pareja sin el riesgo de dañar la confianza de esos niños.

Ya sea que tu equipo esté ganando o perdiendo por mucho, y comiences a sustituir a jugadores de tu banca que no tienen mucha experiencia, es una buena táctica de entrenamiento dejar inicialmente al menos a un jugador experimentado en la cancha, o incluso mezclar gradualmente a tus suplentes con los titulares para que no se sientan abrumados y pierdan confianza. Típicamente, el base o un buen manejador de balón es un jugador ideal para ayudar a calmar a los suplentes y mantener el control en la cancha.

También es importante para el desarrollo de tus jugadores y su psique definir el papel de cada jugador en el equipo. Cada jugador debe tener una comprensión clara de lo que se espera de ellos. Esto no solo será beneficioso para los jugadores, sino que, si se hace correctamente, puede ayudar a fomentar la armonía y la unidad del equipo.

No todos los niños tienen que jugar todos los juegos, pero se debe hacer un esfuerzo para no señalar solo a un jugador que no participa en un juego. Si es necesario, puedes usar un tiempo de espera para que uno o más jugadores participen en un juego antes de que termine. Si el juego se ha decidido de cualquier manera, realmente no hay razón para que solo un niño no tenga la oportunidad de jugar si todos sus compañeros de equipo han tenido la oportunidad.

La Mejor Manera de Tratar a los Árbitros

Como entrenador, en primer lugar, debes esforzarte por ser un buen modelo a seguir para tus jugadores, uno que establezca un buen ejemplo para que tus atletas emulen. Ha habido demasiados incidentes en los últimos años de comportamiento en la banda que no solo establece malos ejemplos para sus jugadores, sino que francamente es vergonzoso para toda la fraternidad de entrenadores y la comunidad atlética. Gritar o reprender a un árbitro, a un jugador contrario o a un entrenador más allá de niveles razonables es simplemente un comportamiento inaceptable para un entrenador.

Una buena manera de mostrar respeto a un árbitro y dar un buen ejemplo es preguntar cortésmente sobre una jugada en particular que tengas en duda, en lugar de gritarle o chillarle. El beneficio adicional de esto es que es más probable que te beneficies de una jugada cerrada en el futuro, que si le hubieras arrancado la cabeza al árbitro. Por favor, también debes hacer un esfuerzo concertado para mantener el uso de malas palabras al mínimo absoluto, ya que es un muy mal ejemplo para tus jugadores, y realmente no hay lugar para ello en la cancha. Las rivalidades son divertidas y emocionantes, pero recuerda ser respetuoso con el entrenador y jugadores rivales, ganen o pierdan.

Entrenadores: dan mucho de su propio tiempo y energía para compartir su amor por los deportes con sus jugadores, espero que usen esto como una guía para mejorar la experiencia de entrenamiento no solo para ustedes, sino también para sus jugadores y los jugadores de su oponente.

Cómo Mantener a los Padres Involucrados y Colaborativos

La cosa más importante que un entrenador puede hacer para mantener a los padres comprometidos y colaborativos es ser muy transparente con la comunicación. Una excelente manera de hacer esto es obtener todas las direcciones de correo electrónico de los padres e incluirlas en la mayoría, si no en todas, las comunicaciones con el equipo. Esto incluye enviar actualizaciones después de cada juego, lo que está disponible para la próxima semana, horarios, etc. No hagas que un padre se pregunte cuál será el horario, porque los padres también tienen vidas, que necesitan programar, y si le pones las cosas difíciles, pueden tener una actitud negativa hacia ti solo por eso. Por el contrario, si les haces las cosas muy fáciles y transparentes, te apreciarán mucho más. Por ejemplo, si tienen un hijo que no está obteniendo el tiempo de juego que les gustaría, pueden darte el beneficio de la duda solo porque has sido abierto y sincero con ellos desde el principio.

Además, puedes compartir las pequeñas observaciones con todo el grupo en vez de compartirlas solo en el vestuario, para que los padres puedan obtener un poco de información sobre quién está dando mejorando o destacando. Puedes hacer un comentario como: "Darnell realmente mejoró en la práctica de esta semana y lo mostró en el juego, y es por eso que tuvo minutos adicionales". Eso puede terminar respondiendo a una pregunta de un padre que se preguntaba por qué su hijo no jugaba tanto como lo hace normalmente. Pequeñas cosas como esa, solo el acto de mostrar transparencia, pueden recorrer un largo camino. Asegúrate de ser siempre positivo en estos correos electrónicos. No intentes menospreciar a un niño en particular o a un grupo de niños en estos correos electrónicos. Además, para cualquier evento de desarrollo de equipo, ya sea un evento tipo "llenar el gimnasio" o un largo viaje por carretera que vayas a convertir en un fin de semana largo, cualquier cosa que vayas a hacer como desarrollo de equipo, intenta incluir a los padres tanto como sea posible. Ten un diálogo abierto con ellos para que se sientan un poco dueños del equipo y del éxito del equipo.

He visto que esto sucede con una de las pequeñas escuelas preparatorias de mis hijos. Tenían un cuerpo estudiantil tan pequeño que no tenían suficientes estudiantes para formar un equipo de animadoras. El equipo de baloncesto masculino fue tan popular y exitoso que las madres, agradecidas por toda la comunicación e inclusión de los entrenadores, se unieron. Ellas hicieron grandes cabezas de los niños, se compraron camisetas y faldas que combinaban con los colores del equipo y básicamente se convirtieron en las animadoras de facto. Asistieron a todos los partidos, locales y visitantes, para animar al equipo. No solo fue genial para los jugadores y entrenadores, sino que causó un gran compromiso entre los padres y, en última instancia, condujo a una familia de baloncesto muy unida y una temporada muy exitosa.

Si un padre se acerca a ti con respecto al tiempo de juego, no te pongas a la defensiva automáticamente. Diles que te encantaría sentarte y hablar con ellos en privado. Sé justo y directo con los padres. Al ser franco, puedes ayudar a resolver muchas preguntas. Podría ser algo tan simple como: "Juan llega tarde a la práctica todos los días", "no lo está dando todo en la práctica" o "está constantemente molestando". Cualquiera que sea la razón, decirlo claramente será útil tanto para ti como para los padres. Esta es una gran oportunidad incluso para solicitar la ayuda de los padres. Podrías ofrecer, "si pudieras ayudarme a hacer que David sea más responsable o más dedicado, eso me ayudará a ponerlo más en el juego". Ahora, en lugar de un detractor, has ganado un aliado, que con suerte te ayudará a poner a su hijo en el camino correcto.

Hay momentos, por otro lado, en los que es posible que debas tener una mente abierta a lo que dicen los padres. Es posible que tengan alguna idea que pueda serte útil. Podría ser que su hijo haya estado luchando con una lesión u otra cosa y tuviera demasiado miedo de hacértelo saber a ti, el entrenador. Debes agradecer a los padres por informarte y animarlos a que tu puerta comunicacional siempre esté abierta. Luego, si es apropiado, debes acercarte al jugador y hacerle saber que también está bien decírtelo, y modificar lo que sea necesario para ayudar a ese jugador.

Instituir un Club de Puntos Defensivos

Una cosa que he implementado tanto a nivel de escuela secundaria como recreativo para aumentar el esfuerzo y la competencia en el lado defensivo del balón es un club de puntos defensivos. Un club de puntos defensivos establece valores de puntos para estadísticas defensivas específicas que se controlan durante el juego. La premisa detrás de esto es hacer que los jugadores estén tan entusiasmados con "anotar puntos" en la defensa como lo hacen en la ofensiva. Los valores aumentan de acuerdo a la dificultad en obtener una estadística en particular. Por ejemplo, sacar una falta vale 4 puntos, mientras que un pase desviado o un rebote valen 1 punto. Las otras categorías que uso son bloqueos (1 punto), tiros defendidos (1 punto), robos (2 puntos), ir a buscar un balón suelto (2 puntos), ir a buscar y recuperar un balón suelto (4 puntos) y la única estadística ofensiva son las asistencias (2 puntos).

A través de pruebas y observación, agregué las asistencias al club porque una tendencia que observaba a veces era que un jugador obtenía un robo e intentaba forzar una anotación, porque sabía que podía obtener 4 puntos defensivos por ello, en lugar de

2 solo por el robo. La mejor jugada es pasarle a su compañero de equipo para una bandeja más fácil. Al agregar asistencias, los jugadores aún pueden obtener 4 puntos (2 por el robo y 2 por la asistencia), pero al hacer la mejor jugada de baloncesto. Al final de cada juego, yo o uno de mis asistentes haremos un recuento de las categorías para cada jugador, dándoles sus puntos defensivos totales anotados para el juego. También guardo un total acumulado para la temporada y lo publico en el vestuario, y lo envío por correo electrónico a los jugadores e incluso a sus padres como una forma de compartir con ellos cómo está su hijo en comparación con sus compañeros de equipo.

He encontrado que el club de puntos defensivos es muy efectivo para aumentar la intensidad defensiva de todo el equipo. También elimina casi por completo a los jugadores que "se desenganchan" de las posesiones defensivas. Es una gran herramienta analítica para que los entrenadores vean quiénes son sus jugadores defensivos más efectivos, y lo más importante: les da confianza a los jugadores que no anotan mucho ofensivamente, y les permite ver cómo están contribuyendo al éxito del equipo a su manera. Por lo general, elogiaré a los jugadores que tienen buenos juegos defensivos y entregaré un premio al final del año al jugador que tenga la mayor cantidad de puntos defensivos en la temporada. Esto crea una competencia donde los niños se esfuerzan por obtener todos los puntos defensivos que puedan, desde el comienzo del primer juego hasta el final del juego final.

A menudo, al final de un juego, en lugar de preocuparse por cuántos puntos anotaron, los niños correrán hacia el encargado de las estadísticas para ver cuántos puntos defensivos consiguieron. A veces les pediré a los jugadores lesionados o a los niños de la banca que lleven las estadísticas del club de puntos defensivos como una manera de mantenerlos involucrados en el juego y para que vean de primera mano el impacto que la entrega y la buena defensa pueden tener en su equipo. Verás a continuación una muestra de la hoja de estadísticas del club de puntos defensivos. Solo creo una hoja de cálculo de Excel y actualizo los totales después de cada juego. También puedes usar una hoja de cálculo de Google Docs que puedes compartir con jugadores, padres y entrenadores asistentes en modo de solo visualización (consulta el ejemplo a continuación).

CLUB DE PUNTOS DEFENSIVOS DE LA ESCUELA SECUNDARIA

Oponente   Fecha

Nombre	Asistencias	Rebotes	Bloqueos	Pases desviados	Robos	Robo y anotación	Sacar una falta	Buscar un balón suelto	Buscar un balón suelto y recuperar el balón	Total de Puntos
Puntos	2	1	1	1	2	4	4	2	4	
Juan										
Rafael										
Anthony										
José										
David										
Pedro										
Santiago										
Marcos										
Luis										
Andrés										
Carlos										
Alejandro										
Miguel										
Gabriel										

Sé Amable

Sé que muchos creen que parte del papel de un entrenador es inculcar disciplina y construir carácter en sus jugadores. Muchas veces, esto implica "amor duro", a menudo administrado a través de castigos, regaños o sentarlos en la banca. No estoy de acuerdo con el reciente fenómeno políticamente correcto de "todos reciben un trofeo", y creo que los niños se benefician más cuando tienen que trabajar duro para ganarse el tiempo de juego, etc. Sin embargo, he visto con demasiada frecuencia que los entrenadores no les dan a los niños la oportunidad de jugar, incluso si un juego está fuera de su alcance, o peor aún, reprenden a los niños en la banca (que no han jugado) por algo hecho por los niños que juegan. Puedes pensar que darle a un niño solo dos minutos o incluso 30 segundos al final de un juego no le importará, pero sí le importa. Tomar la decisión de no dejarlos jugar en absoluto puede afectarlos emocionalmente y profundamente y puede llevar a la pérdida de autoestima, disminución del deseo de jugar, e incluso a la depresión.

Es muy difícil para un niño de 10 u 11 años (o incluso un adolescente) aceptar mentalmente este tipo de rechazo, especialmente aquellos que anhelan la aceptación o quieren sentirse parte del equipo. Recuerda que estos niños, especialmente en equipos competitivos, pasan horas y horas practicando y pensando en jugar. Es muy doloroso para ellos sentirse descartados o no tener una oportunidad. Una buena regla es tratar a todos tus jugadores como te gustaría que otro entrenador tratara a tu hijo, o sobrino/a (entiendes la idea). Por favor, sé amable y haz todo lo posible para ser justo cuando sea posible y dale a cada niño de tu equipo la oportunidad de demostrar su valía y jugar.

Los entrenadores deben esforzarse por ser una influencia positiva en la vida de todos los niños a los que entrenan y no alguien que les cause dolor y sufrimiento. Si eres un niño que siente que tu entrenador no te está dando una oportunidad justa, fotocopia esta sección y dásela en privado, y pídele cortésmente que la lea porque sientes que te describe. Además, recuerda que es solo un juego y tendrás otras oportunidades. No importa lo que suceda en tu juego, nunca es el fin del mundo. Trata de convertir tu frustración en algo positivo: para motivarte a practicar un poco más o para trabajar más duro para que puedas ganarte la confianza de tu entrenador cuando tengas la oportunidad. Entrenadores: recuerden, ningún juego vale la pena por la miseria de un niño. En los últimos años, ha habido un aumento en los suicidios de jóvenes (algunos de tan solo 11 años). Ten esto en cuenta cuando interactúes con tus jugadores.

Jugadores: recuerden, nada es tan malo, incluso si se sienten absolutamente terribles, para que contemplen quitarse la vida. Las cosas cambian todo el tiempo, y después de un día, o incluso unas pocas horas, lo que te molestaba en ese momento generalmente habrá pasado. Si alguna vez tienes este tipo de malos pensamientos, ve a hablar con tus padres, un adulto en quien confíes, un hermano o hermana mayor, o incluso un consejero o maestro en la escuela. Muchas veces, solo ser capaz de expresar lo que te molesta a otra persona es todo lo que se necesita para hacerte sentir mejor o ponerte en un mejor estado de ánimo. Por encima de todo, no lo guardes todo para ti. Saca lo que te molesta y te sentirás mejor. Confía en mí en este caso, no importa lo mal que pienses que están las cosas, a medida que pasa el tiempo, las cosas *siempre* mejoran.

Fuera de sus padres, un entrenador suele ser la persona más influyente en la vida de sus jugadores y la forma en que los tratas puede tener un gran impacto en ellos. Por ejemplo, trata de no humillar públicamente a un jugador (frente a sus compañeros de equipo o fanáticos) y si lo haces (todos lo hemos hecho), lleva al niño a un lado y hazle saber que te dejaste llevar en el momento y que no lo tome personalmente. Los 20 o 30 segundos que tardas en hacerlo pueden significar el mundo para tu jugador.

Padres, Sean Pacientes

Con la naturaleza competitiva de los deportes en estos días, estamos viendo un aumento de las confrontaciones verbales y, a veces, físicas entre entrenadores, padres, atletas, administradores y árbitros del juego. Obviamente, esta es una tendencia que necesita cambiar, cortando de raíz posibles confrontaciones mediante el uso de acciones sensatas y prácticas para cualquier jugador o padre frustrado o descontento. Todos los padres tienen un sesgo hacia su hijo o hija y eso es normal, pero intenta no sacar conclusiones precipitadas después de un solo partido o de un partido en particular, ya sea sobre el rendimiento de tu hijo o sobre cómo lo utilizó el entrenador. Sé que esto puede ser extremadamente difícil a veces (he estado allí), pero siempre es mejor dar tanto al entrenador como a tu hijo el beneficio de la duda antes de causar problemas. Si esto se convierte en un tema recurrente y sientes que tu hijo está siendo pasado por alto y "recibiendo más la ira del entrenador" que nadie más, puede que sea el momento de hablar con el entrenador. Lo primero que recomendaría a todos los padres en esta situación es preguntarle a su hijo o hija si sienten que el entrenador no les está dando una oportunidad justa. Muy a menudo, la percepción de los padres es muy diferente a la de sus hijos. Es posible que muchos niños hayan llegado a un acuerdo con su posición en el equipo y lo hayan aceptado como tal. Un padre que intente intervenir en nombre de su hijo solo puede alejarlo de su hijo, su entrenador o ambos.

Si tanto el niño como el adulto coinciden en que el entrenador no está siendo justo y que debería dársele más tiempo de juego, puedes abordar esto de dos maneras. La primera forma es una especie de ejercicio de auto-revelación para ambos. Pregúntale a tu hijo si está aprendiendo todo lo que su entrenador está tratando de enseñarle, si trabaja duro en todo momento, incluidas las prácticas, si se la pasa jugando en la práctica o en el banco, si trabaja en todas las partes de su juego (especialmente en los que es deficiente), ¿hay jugadores en el equipo que jueguen más que él que sean más rápidos, mejores tiradores o mejores defensores? Esto puede ayudar a identificar no solo por qué tú hijo puede estar experimentando una falta de tiempo de juego, sino también indicarle la dirección correcta para corregir cualquier deficiencia, para que pueda contribuir más a su equipo en la cancha esta temporada.

Si el primer ejercicio resulta inútil, podría haber más de lo que parece. Esto nos lleva al segundo paso para abordar esta situación. Haz que tu hijo se acerque a su entrenador educadamente y le pregunte qué puede hacer para mejorar su juego para que pueda ayudar más al equipo (es decir, jugar más). Puede ser que tu hijo necesite trabajar constantemente para volver a la defensa más, bloquear mejor o simplemente aprender mejor las jugadas. Esto a menudo resolverá el problema si el atleta trabaja para corregir sus deficiencias.

Recomendaría que el propio padre solo se acerque al entrenador como último recurso, ya que a la mayoría de los entrenadores les encantaría que sus jugadores les preguntaran sinceramente qué pueden hacer para mejorar su juego. El entrenador también puede notar más a tu hijo y ofrecerle ayuda adicional una vez que haya mostrado su voluntad de mejorar. Si todavía decides acercarte al entrenador tú mismo, por experiencia, te aconsejaría que no trataras de arrinconar al entrenador después de una derrota difícil o un juego difícil, cuando las emociones están altas. Espera hasta el día siguiente y reúnete en privado y con calma, para no avergonzar a tu hijo o molestar al entrenador reprendiéndolo públicamente. Otro consejo importante: si vas a hablar con alguien, siempre acude primero al entrenador. Trata de no marchar inmediatamente a la oficina del director o director deportivo, ya que eso solo aislará a tu hijo y a ti mismo.

Comenzaría cualquiera de estas conversaciones agradeciendo al entrenador por su tiempo y preguntándole qué puede hacer su hijo para aumentar su tiempo de juego. Sé cordial y directo, y ofrece ayudar a guiar a tu hijo en la dirección correcta. He descubierto que tener la paciencia de dar tiempo al equipo y al entrenador para evolucionar a menudo resolverá estos problemas después de algunos juegos. Pero, incluso si no lo hace, al ser paciente, lo más probable es que tenga un mejor resultado para tu hijo y para ti mismo que criticar al entrenador de forma agresiva después del primer o segundo juego. Puede que simplemente sea que tu hijo es nuevo para ese entrenador y que él lo esté conociendo para empezar. A medida que vea el rendimiento de tu hijo, puede que comience a dejarlo jugar más seguido.

Ejercicios No Convencionales para Construir un Equipo Ganador

En esta sección voy a revisar los ejercicios que deben ser en su mayoría originales o tener una nueva versión de un ejercicio familiar para la gran mayoría de los que leen este libro. Si eres jugador o entrenador, todos conocemos la mayoría de los ejercicios tradicionales que existen, por lo que no es necesario repetirlos aquí. Esta sección está diseñada para dar a los entrenadores y jugadores una visión única de algunas formas novedosas de desarrollar habilidades que no han visto antes. Además, he enumerado varios recursos en línea y entrenadores que pueden brindarte programas o lecciones para mejorar en el camino típico.

Giro al Famoso Ejercicio de Rebote de Jim Calhoun

El ex entrenador de baloncesto masculino de UConn, Jim Calhoun, es famoso por un ejercicio de rebote muy exigente que enfrenta a dos jugadores uno contra el otro en el poste tratando de bloquearse entre sí. Lo que lo hizo tan exigente es que para salir de la cancha, tenías que asegurar dos rebotes consecutivos. Si obtenías uno y luego tu oponente obtenía el siguiente, volvías a cero y tenías que quedarte en la línea hasta que consiguieras dos rebotes seguidos. La leyenda dice que muchos jugadores tuvieron que esperar horas para salir de la cancha. Podrías ser tan físico como quisieras, sin golpear a tu compañero de equipo, y no había límites, lo que significa que cada centímetro de la cancha estaba en juego. No es de extrañar que los equipos de UConn de Calhoun fueran conocidos por su aspereza y juego físico.

Me encantó el concepto de este simulacro y lo usé a menudo como entrenador de la escuela secundaria para mejorar nuestro rebote e inculcar dureza, trabajo y agresividad. Aún así, ví que algunos jugadores seguían confiando en saltar más alto que su oponente para conseguir un rebote en lugar de bloquearlo en un juego, así que se me ocurrió una variación para inculcar la habilidad de bloqueo. En esta variación, todo en el ejercicio se hace de la misma manera que el entrenador Calhoun diseñó, excepto que los jugadores no pueden conseguir el rebote/agarrar la pelota hasta que haya rebotado en la cancha al menos una vez. Esto obligó a mis jugadores a aprender a hacer contacto (ver Capítulo 3, Sección 1) con su oponente (golpear) y a usar su parte inferior del cuerpo y glúteos para mantenerlos alejados y moverlos hasta que el balón rebotara. Esto demostró ser muy efectivo para crear mejores reboteadores. Para que este ejercicio sea aún más desafiante para los jugadores avanzados, puedes requerir que la pelota rebote dos veces antes de que pueda ser recuperada. A veces también hago este ejercicio creando equipos de dos y exijo que el equipo que asegure el rebote ejecute con éxito un pase de salida a otro compañero de equipo ubicado alrededor de la mitad de la cancha para que cuente. Todavía hago que mantengan sus bloqueos hasta que el balón haya rebotado al menos una vez.

Finalizaciones en Ángulo Agudo

Una habilidad muy importante que aprender es cómo finalizar en el aro. Como mencioné en el Capítulo 6, uno de los tiros más difíciles de anotar es la bandeja directa desde la derecha o la izquierda del aro. Si no alineas tus hombros hacia el cuadrado antes de lanzar, el balón rebotará directamente en el tablero y fallarás. Debido a que la mayoría de los jugadores solo practican bandejas por su cuenta o durante los entrenamientos de su equipo desde el ala, muchos jugadores no están acostumbrados a lanzar bandejas en este ángulo, sin embargo, es un tiro que a menudo realizarán durante los partidos. Este ejercicio te ayudará a aumentar tu porcentaje de tiro en estos tiros y aumentar tu puntuación general.

Debes comenzar este ejercicio en el centro de la línea de tiros libres y dar un drible agresivo hacia la derecha del aro, driblando y finalizando con la mano derecha, asegurándote de alinear tus hombros cuando lances. Luego, debes agarrar tu rebote y driblar de vuelta a la línea de tiros libres y atacar de la misma manera desde el lado izquierdo, driblando y finalizando con la mano izquierda. Haz esto continuamente durante 20 repeticiones en total, 10 de cada lado, y lleva un registro de cuántas anotas. Usa eso como punto de referencia para igualar o superar la próxima vez que hagas este ejercicio.

Para jugadores avanzados, o una vez que te vuelvas experto en este ejercicio, puedes comenzar cada ataque con un crossover o algún otro movimiento de ataque o pedirle a un amigo que se pare debajo del aro con las manos arriba (no dejes que bloqueen el tiro). También puedes intentar una bandeja con una mano en lugar de la tradicional bandeja, ya que ese tiro puede ser más fácil de ejecutar para jugadores de un nivel de competición más alto.

Finalizando en Tráfico

Es difícil recrear de manera constante el tráfico y la dificultad de finalizar en la pintura durante una práctica normal con suficientes repeticiones para ver una mejora constante entre tus jugadores.

Así que, mientras entrenaba en la escuela secundaria, diseñé este ejercicio para aumentar la confianza en finalizar rebotes ofensivos en la pintura. Simula el salto de contracción rápida, que a los entrenadores les encanta, y mejora la agilidad y la confianza de mis jugadores. Este ejercicio también se puede hacer con uno o dos compañeros para que los jugadores entrenen por su cuenta para mejorar, pero está diseñado principalmente para su uso durante una práctica en equipo.

Primero, divide a tu equipo en grupos de tres, por altura, luego asigna cada grupo a su propia canasta; si tu gimnasio solo tiene dos canastas, puedes asignar varios grupos a cada canasta y rotar los grupos. Los jugadores deben prepararse para el ejercicio formándose en una línea en la línea de tiros libres. El primer jugador lanza el balón contra el tablero para que el siguiente jugador lo atrape y lo lance contra el tablero sin aterrizar, como un ejercicio de tablereo continuo, mientras que el tercer y último jugador en la línea atrapa el balón y luego debe anotar encestándolo de inmediato sin botar. Los dos jugadores frente a él se giran y levantan las manos en defensa, pero no intentan bloquear el tiro. El jugador que está lanzando tiene una oportunidad para anotar y luego, una vez que el balón se anota o rebota, ¡el ejercicio comienza de nuevo con todos moviéndose un lugar en la línea!

Esto también enseña a los jugadores a no bajar el balón en la pintura donde un jugador más pequeño puede robarlo o detenerlo. Por lo general, realizaba este simulacro continuamente durante varios minutos hasta que sentía que todos tenían algún éxito con él. A veces hacía que los jugadores llevaran la cuenta del marcador, con los ganadores teniendo que hacer una o dos menos repeticiones al final de la práctica. En ese caso, les pediría que hicieran cinco o siete rotaciones, asegurando que todos tuvieran el mismo número de oportunidades de anotar. Eso generalmente hacía que fuera un ejercicio mucho más intenso.

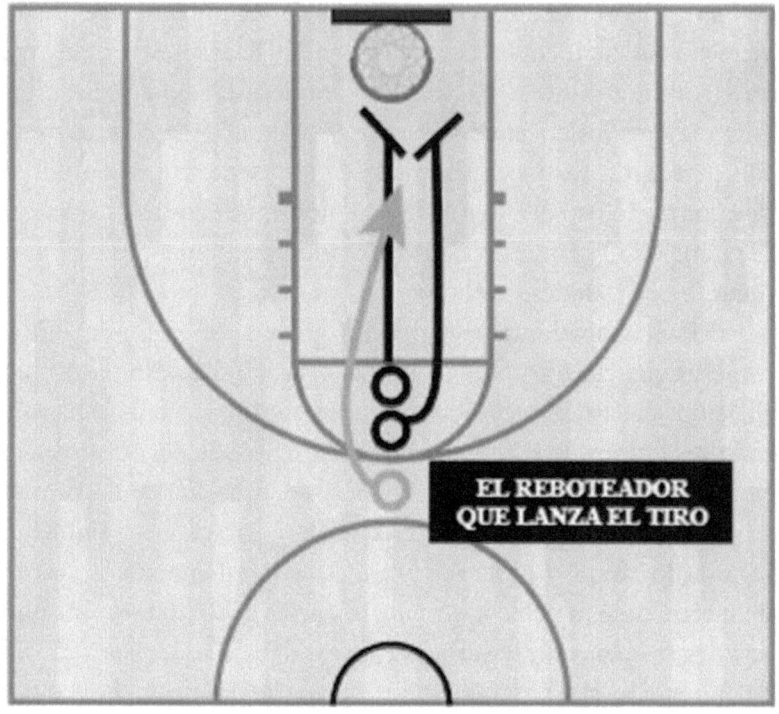

Finalizando en Tráfico

Bandejas con un Perseguidor

Uno de mis ejercicios favoritos fuera de lo común es "bandejas con perseguidor" porque puedes ver rápidamente y fácilmente cómo los resultados de este ejercicio se reflejan en un partido. Me encanta tanto para los jugadores que están empezando a aprender a jugar como para los jugadores avanzados y mayores, porque recrea una situación de juego común. Todos hemos presenciado o experimentado una aparentemente clara oportunidad de contraataque, cuando de la nada, un jugador del otro equipo se esfuerza y distrae al tirador lo suficiente como para que falle, ya sea por nervios o simplemente por sorpresa.

Este ejercicio intenta replicar hacer bandejas con un defensor apoyándose en ti en un juego, y generar confianza en la capacidad de los jugadores para convertir las bandejas en estas situaciones, porque es muy raro obtener una bandeja abierta con el ángulo perfecto en un juego. Para usar este ejercicio, haz que una línea comience en la mitad de la cancha cerca de la línea lateral derecha y haz que una segunda línea de jugadores divididos de manera uniforme se pare a unos 10 pies detrás de ellos y a su izquierda. Un entrenador, que será el pasador, estará parado junto a la primera línea, en la línea lateral derecha. Cuando comience el ejercicio, el entrenador pasará el balón adelante para que el primer jugador lo persiga y lo finalice con una bandeja. Al mismo tiempo, el primer jugador en la segunda línea corre hacia abajo con fuerza detrás del jugador que intenta anotar. Puede pisotear los pies, gritar o agitar las manos para distraer al jugador con el balón, pero no debe intentar bloquear el tiro. Después de la jugada, el jugador que siguió al tirador recupera el balón y lo driblea de regreso al entrenador y los jugadores cambian de línea (uso dos o tres balones para este ejercicio). Por lo general, hago que el ejercicio continúe hasta que todos en el equipo anoten una bandeja sin que nadie falle, luego cambiaré el ejercicio al lado opuesto de la cancha. Finalmente, realizaré el ejercicio desde el centro de la cancha, para que también puedan acostumbrarse a finalizar directamente en el aro, lo que sucede a menudo en un partido.

Una variación de este ejercicio es hacer que el entrenador pase el balón desde la línea central hacia el jugador que corta en la línea de tres puntos, y él debe intentar finalizar con un solo drible. Al igual que en el ejercicio anterior, los jugadores de la segunda línea correrán con fuerza detrás del jugador que intenta anotar y pisotearán, gritarán o moverán las manos para distraer al jugador con el balón, pero no deben intentar bloquear el tiro.

Por lo general, uso este como el primer ejercicio de la práctica, porque relaja a los jugadores y establece el tono para el resto de la práctica. A medida que avanza la temporada y los jugadores se vuelven más competentes, tomará menos tiempo completarla, y todos harán una canasta consecutiva.

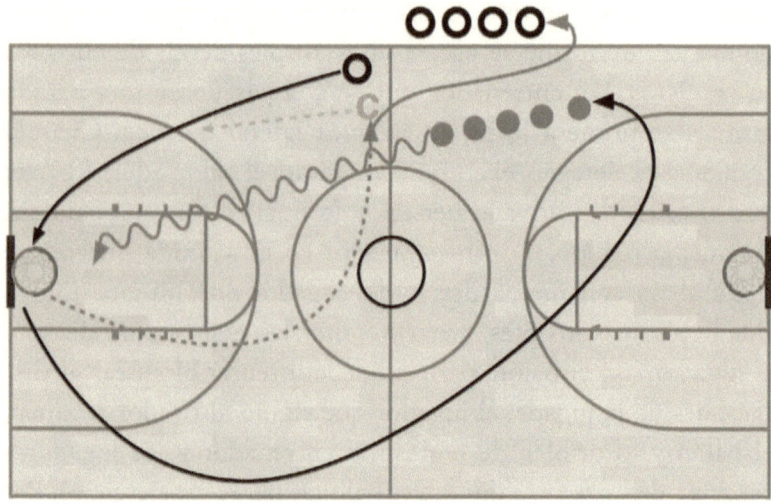

Bandejas con un Perseguidor

Pases de Intercambio Único

Invertir un valioso tiempo de práctica en pases y recepciones competentes a menudo se pasa por alto, pero cuando tu equipo no es muy bueno en esto, es muy probable que tenga problemas con los balones perdidos y cree oportunidades para que tus oponentes anoten. Me gusta este ejercicio porque se puede hacer de manera rápida y eficiente mientras se lleva un buen ritmo rápido a la práctica. Es fácil de hacer: simplemente divide a tu equipo en dos líneas a unos quince pies de distancia y una frente a la otra. Por lo general, configuraré las líneas para que los jugadores de la misma altura se pasen entre sí. Este ejercicio usa solo un balón. Comienza con un pase de pecho y el jugador que recibe el pase corre hacia el pasador, atrapa el balón y luego hace un pase de pecho al siguiente jugador de la línea opuesta mientras sigue moviéndose. Una vez que un jugador hace un pase, corre a toda velocidad al final de la línea opuesta. Por lo general, exijo que se completen 10 o 20 pases sin ningún error, pase malo o fallo, antes de pasar al siguiente ejercicio. Una vez que obtengamos el número requerido de pases en una fila, inmediatamente cambiaremos al siguiente tipo de pase, que es el pase de bote, luego el pase por encima de la cabeza, un pase lateral con una mano (que explicaré a continuación), un pase de toque y, finalmente, pases rápidos con las manos. Durante todo este ejercicio, hago hincapié en la rapidez, el jugador receptor dando un objetivo para el balón y pases limpios, precisos y fundamentales.

Un pase lateral con una mano es un pase más nuevo que ha estado de moda en los últimos años y se usa principalmente para que los jugadores de las bandas reciban el balón y lo muevan rápidamente a un jugador en la esquina antes de que el defensor pueda reaccionar. Esto le da al jugador receptor una fracción de segundo más para lanzar. En un partido, cuando el jugador de banda recibe el balón, utiliza rápidamente la mano más cercana al jugador al que desea pasarle el balón para pasarlo sin girar el cuerpo hacia el jugador. Al hacer el ejercicio anterior, el jugador que pasa deberá girarse de lado antes de hacer el pase lateral para recrear un escenario similar al del partido.

Redirigiendo a los Manejadores de Balón en el Contraataque

Para este ejercicio, coloca a dos jugadores en la línea de tiros libres, uno con el balón mirando hacia la mitad de la cancha y el otro mirando hacia la línea de fondo. Cuando el entrenador grita "vamos", ambos jugadores se moverán en la dirección a la que están orientados lo más rápido que puedan. El manejador de la pelota debe driblar a media cancha y luego darse la vuelta y atacar la canasta como si estuviera en un contraataque rápido. El defensor debe tocar la línea de fondo y luego tratar de defender al manejador de balón que intenta anotar. Los puntos de entrenamiento para el defensor son: no atacar demasiado al jugador con el balón dejándolo pasar a tu lado, sino salir de manera controlada para que puedas hacer que el jugador con el balón disminuya la velocidad o cambie de dirección. Esto se hace posicionándote para obligarlo a cambiar su trayectoria hacia la canasta. Al forzarlo hacia una de las líneas laterales, incluso si es solo momentáneamente, ganas un tiempo valioso para que algunos de tus compañeros de equipo bajen por la cancha para ayudar a evitar una canasta fácil.

Si logras que el jugador abandone su drible, entonces acércate a él con las manos arriba para evitar un tiro o un pase a un cortador.

Cuando ataques al jugador con el balón, inclina tus pies y brazos hacia un lado para mantenerlo alejado de una línea recta hacia la canasta. Si atacas con los pies al nivel del jugador con el balón, será fácil para él cruzarte y pasarte por un lado. Los manejadores de balón que son más efectivos para superar a los defensores en una situación de contraataque lo hacen realizando un solo movimiento rápido y volviendo a una línea recta hacia el aro. Puedes encontrar más información sobre cómo redirigir a los manejadores de balón en el contraataque en el Capítulo 2, Sección 4.

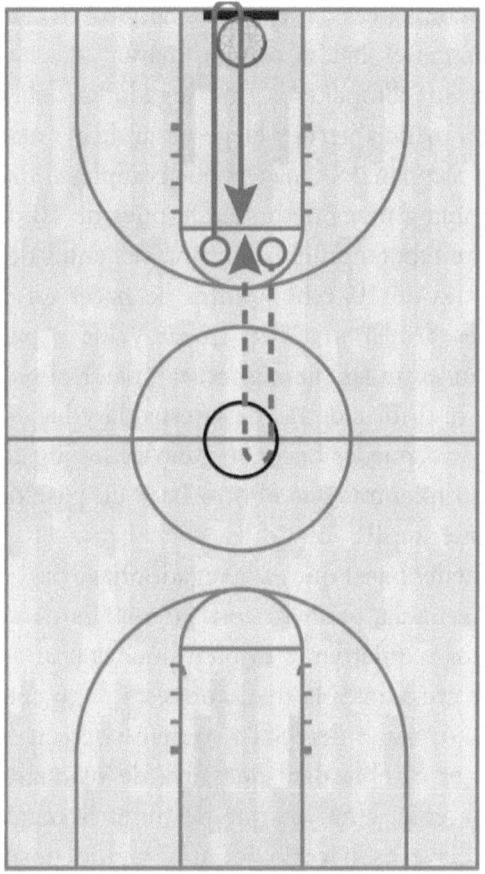

Redirigiendo a los Manejadores de Balón en el Contraataque

Ejercicio de Pases de Una Mano

Este ejercicio se puede hacer con un compañero o puedes usar una pared como tu compañero. Los dos jugadores se colocan a unos 8 a 10 pies de distancia el uno del otro en una buena posición de baloncesto, con las rodillas flexionadas y los pies separados a la altura de los hombros, y cada uno tiene un balón en su mano derecha con la izquierda levantada.

Cuando comiences el ejercicio, ambos jugadores pasarán simultáneamente el balón con la mano derecha a la mano izquierda de su compañero. Los jugadores deben atrapar el balón con una mano abierta y luego pasar de esa mano a la mano abierta de su compañero. Una vez que completes alrededor de 10 de estos, cambia a pases de bote. Después de 10 de esos, hazlo más desafiante rebotando el balón una vez antes de pasarlo alto, y luego después de 10, rebota antes de hacer un pase de bote. Luego puedes driblar una vez, cruzar y luego pasar. También puede intentar entre las piernas, cruzar, pasar o: regatear, cruzar, cruzar, pasar o: driblar detrás de la espalda y luego pasar. En el mismo escenario, puedes hacer que uno de los jugadores haga un pase de pecho mientras que el otro hace un pase de bote, luego cambiar después de 10.

Luego puedes hacer que cada jugador haga pases simultáneos detrás de la espalda, primero con sus manos derechas y luego con sus manos izquierdas. También puedes usar solo un balón y hacer pases cruzados a la mano opuesta de tu compañero, por lo que iría de tu mano derecha a su mano derecha y después de 10 repeticiones cambia para que vaya de tu mano izquierda a su mano izquierda. Una vez que domines la mecánica de este ejercicio, la clave es hacerlo lo más rápido posible mientras mantienes el control del balón. Este ejercicio desarrollará la confianza en la recepción y el pase y la coordinación mano-ojo en tus jugadores.

Entrenadores y Recursos que Recomiendo

Asistir a un campamento de baloncesto es una de las mejores maneras para que los atletas perfeccionen sus habilidades, aprendan nuevas técnicas y ganen confianza en su juego durante la temporada baja, pero no todos los campamentos son creados de la misma manera. Algunos campamentos son esencialmente un grupo de partidos improvisados y ejercicios con muy poca instrucción. Puedes acercarte a la misma experiencia yendo al parque. Me gustan los campamentos que enseñan tanto los fundamentos como las habilidades avanzadas, y los enseñan para que los retengas. Los buenos campamentos también te muestran la importancia del liderazgo, ser un buen compañero de equipo, etc.

Busca campamentos que "aumenten tu coeficiente intelectual en el baloncesto". Hay dos campamentos nacionales de baloncesto que recomiendo encarecidamente a cualquier atleta que quiera llevar su juego al siguiente nivel. Uno de ellos es PGC Basketball Camps, que continúa el legado de Dick DeVenzio. Uno de sus objetivos declarados es enseñar a los jugadores a "pensar el juego y convertirse en el jugador en el que el entrenador más confía". He hecho que mis dos hijos asistan a los campamentos de PGC y he visto una mejora demostrable en cada uno después de que asistieron al campamento. Estoy muy familiarizado con su plan de estudios y algunos de sus entrenadores y directores, y ambos son de primera categoría. Puedes obtener más información sobre PGC y encontrar un campamento cerca de ti en www.pgcbasketball.com.

El otro campamento que recomiendo es Breakthrough Basketball Camps debido a la forma en que dirigen sus campamentos a través del aprendizaje progresivo. Puedes ver una clara mejora en las habilidades a lo largo de cada día y de un día para otro. He trabajado como asistente clínico en varios campamentos Breakthrough y mis hijos también han asistido a varios de estos campamentos. Puedo decir sin lugar a dudas que hacen un excelente trabajo al cumplir su objetivo declarado, "ayudando a los jugadores a desarrollar rápidamente nuevas habilidades para anotar, hacer jugadas, tirar y manejar el balón con mayor confianza para que puedan tener un mayor impacto en sus equipos en la próxima temporada". Todos los principales instructores con los que he trabajado en los campamentos Breakthrough están muy bien preparados, son súper entusiastas por ayudar a los jugadores a aprender nuevas habilidades y les encanta trabajar con niños. Puedes encontrar más información y reservar un campamento en www.breakthroughbasketball.com.

Hay muchos entrenadores locales que hacen un gran trabajo en sus comunidades para ayudar a desarrollar a los jóvenes jugadores de baloncesto. Al buscar a este tipo de entrenador, pregúntales si puedes obtener una o dos referencias y observa un entrenamiento antes de tomar una decisión. Al final de esta sección, enumeraré varios con los que he trabajado en diferentes partes del país que hacen un excelente trabajo al enseñar el juego de baloncesto y sus puntos más finos. También compartiré contigo varios entrenadores nacionales que venden videos de entrenamiento que he encontrado muy útiles. Uno de ellos es Collin Castellaw, propietario y fundador de Shot Mechanics. Puedes visitar www.shotmechanics. com o su canal de YouTube para obtener un montón de contenido gratuito que he encontrado que es invaluable para desarrollar habilidades ofensivas. Recomiendo encarecidamente sus productos premium también, ya que he encontrado que son muy efectivos. Otro entrenador en línea del que he visto resultados tangibles es Coach Rock de ILoveBasketballTV y www.Revengebasketball.com. También tiene una gran cantidad de contenido gratuito en su canal de Youtube y su sitio web.

A continuación se muestra una lista de entrenadores y capacitadores con los que he tenido el placer de trabajar y aprender. Confío en recomendarlos porque cada uno tiene los mejores intereses de los jugadores en el corazón, todos tienen un gran conocimiento del juego y todos hacen un excelente trabajo en el desarrollo y la mejora de los jugadores de baloncesto en varios lugares del país.

El entrenador Jake Straughan es un entrenador de desarrollo de habilidades y tiro para la marca global Shot Mechanics Basketball. También ayuda a los atletas a obtener becas atléticas universitarias para avanzar en sus carreras académicas y atléticas con su compañía Preps Recruiting. Se le puede contactar en shotmechanicsjake@gmail.com o jake@ prepsrecruiting.com.

El entrenador Adaeze (www.coachup.com/coaches/adaezem) trabaja con jugadores y jugadoras de 5º a 12º grado en el Área Metropolitana de Bloomfield, Connecticut. Puede ser contactada en coachadaeze@gmail.com.

El entrenador Justin Bowen, propietario de The G.O.A.T. Sports Academy en Chicago, IL. Se le puede contactar en thegoatprogram@gmail.com.

El entrenador Ryan Thomas (www.hoopgrind.com) está en Jacksonville Beach, FL. Se le puede contactar en info@hoopgrind.com. Si no estás en Florida, asegúrate de consultar la aplicación de capacitación virtual en su sitio web.

El entrenador Dan Horwitz trabaja con equipos de baloncesto desde los niveles juveniles hasta los universitarios, para ayudarlos a construir y mantener una cultura de baloncesto de campeonato. También capacita a niños de 8 a 16 años que viven en el área de Hartford, CT. Se le puede contactar en contactdanhorwitz@gmail.com.

Después del Juego

Al finalizar cualquier juego, tiene sentido que tanto los entrenadores como los jugadores, individualmente y como equipo, reflexionen sobre lo que salió bien y lo que tú o el equipo pueden mejorar. Este tipo de reflexión después del juego, si se hace de manera honesta y consistente, casi siempre dará como resultado mejores resultados en la cancha. En ese mismo sentido, después de completar este libro, te recomiendo que hagas una especie de retrospección posterior al juego de lo que lees y tomes nota de lo que te gustaría incorporar a tu juego.

Ahora que estás al tanto de las nuevas tácticas, técnicas y estrategias discutidas en el libro, asegúrate de trabajar en lo que aprendiste. Ponlos en práctica para que puedas ver los resultados en la cancha. Las últimas páginas de este libro fueron intencionalmente dejadas en blanco para que las uses como una sección de notas para anotar las áreas que consideres que pueden ser útiles para trabajar o que desees volver a revisar de vez en cuando. En pocas palabras, si sigues los consejos de este libro, tu coeficiente intelectual en el baloncesto se disparará. Si trabajas constantemente en la práctica de lo que has aprendido y llevas esas habilidades contigo cada vez que salgas a la cancha, ganarás más juegos. Gracias por confiar en mí y felicidades por terminar este libro.

Reconocimientos

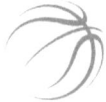

M e gustaría agradecer a todos los cientos (tal vez miles) de jugadores que he entrenado a lo largo de los años. Nada me hace sentir mejor que tener un ex jugador que me saluda como entrenador cuando me encuentro con él o ella y me pregunta cómo estoy. Realmente aprecio el tiempo que pasé con cada uno de ustedes y gracias por permitirme impartir lo que sé sobre el deporte, la vida y la familia contigo.

A todos mis compañeros de equipo a lo largo de los años: jugamos duro, ganamos (mucho) y, sobre todo, nos divertimos, muchos de nosotros hemos forjado amistades para toda la vida. Cada vez que nos reunimos, invariablemente surge el tema de los deportes y se comparten historias de nuestros días de juego, trayendo grandes recuerdos.

Entrenar nunca es un trabajo de una sola persona, y también me gustaría agradecer a los muchos entrenadores colegas que trabajaron junto a mí en las líneas laterales a lo largo de los años. La camaradería entre entrenadores es otra de las alegrías que tendrá una carrera de entrenador satisfactoria, y la mía no fue diferente. Me gustaría mencionar especialmente a varios entrenadores con los que he entrenado que se han convertido en amigos de por vida: entre ellos Jay, Jason, Joel, Darryl, Nate, Carmine, John, Luigi, Dean, Ollie, Brian, Jeff, Tim, Kyle y Chris son solo algunos de los chicos con los que tuve el placer de entrenar, crear estrategias y pasar el rato después de los juegos a lo largo de los años.

Un agradecimiento muy especial a dos autores sin cuya ayuda desinteresada no podría haber hecho esto. Mary Donnarumma Sharnick, autora de Thirst, Plagued, Painting Mercy y The Contessa's Easel: me hiciste comenzar mi camino con tu valiosa información y consejos. Dan Horwitz, autor de Help Them Up: su motivación, orientación e inspiración me llevó a cruzar la línea de meta. Les estaré eternamente agradecido a los dos.

Mis Mentores

Me considero extremadamente afortunado de haber estado rodeado, entrenado por y entrenado contra algunas verdaderas leyendas del baloncesto en mi ciudad natal. Nunca hubiera podido convertirme en un entrenador exitoso o tener siquiera la mitad del conocimiento que necesitaría para embarcarme en la escritura de un libro como este sin ellos. Entre ellos seguramente hay más de 3.500 victorias profesionales, realmente tengo la suerte de haberme cruzado con estos hombres.

Ellos son: Joe Gilmore, mi entrenador de baloncesto y béisbol de la escuela primaria; Tim McDonald, ex entrenador de baloncesto de la escuela secundaria Holy Cross; Hank Spellman, ex entrenador de baloncesto de Kaynor Tech; Ed Generali, ex entrenador de baloncesto de la escuela secundaria Holy Cross (y mi consejero de orientación en la escuela secundaria); Bobby Brown, ex entrenador de baloncesto de Crosby High School (y mi entrenador de béisbol de las Pequeñas Ligas de Mickey Mantle); Marty Sparano, ex entrenador de baloncesto y director atlético de Kaynor Tech; Joe Begnal, ex entrenador de fútbol americano y director atlético de las escuelas secundarias Kennedy y Crosby; William Barbarito, ex entrenador de béisbol y director atlético de la escuela secundaria Kaynor Tech; y James Quinn, ex entrenador de niños y niñas de la escuela secundaria Thomaston. Antiguos oponentes de entrenamiento con los que he tenido el placer de medirme y discutir el juego de baloncesto:

Jack Taglia, ex entrenador de baloncesto de la escuela secundaria Kennedy; Tony Turina, ex entrenador de baloncesto de la escuela secundaria Torrington (y árbitro de la escuela secundaria); Dean Acctura, ex entrenador de baloncesto de la escuela secundaria Woodland; Jon Carroll y Billy Martin, ex entrenadores de baloncesto de la escuela secundaria Sacred Heart; y Peter Tehan, ex entrenador de baloncesto de la escuela secundaria Wilby. Todos los cuales, por cierto, siempre fueron caballeros en la cancha. Hay muchos más, y también aprecio nuestro tiempo juntos.

Sobre el Autor

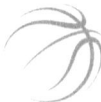

Jason Calabrese es un ex entrenador de escuela secundaria que ha dirigido equipos de baloncesto, fútbol y béisbol en las categorías de novatos, junior varsity, varsity y AAU. Compitió a nivel universitario tanto en fútbol americano en la Universidad Estatal de Connecticut del Sur como en baloncesto en la sucursal de UConn en Stamford.

Actualmente dirige ligas de baloncesto de verano y otoño, y ocasionalmente realiza el seguimiento de equipos de baloncesto de la escuela secundaria para sus amigos entrenadores cuando se le pide. Durante los últimos cuatro años, ha trabajado como instructor asistente para los campamentos de baloncesto Breakthrough, donde se hace un fuerte énfasis en el coeficiente intelectual de baloncesto, así como en tener un impacto positivo en la vida de los jugadores, ya sea directamente o educando a entrenadores y padres de todo el mundo.

Dejando de lado todas las victorias y campeonatos, sus mayores logros son haber ayudado a desarrollar el carácter, la determinación y el espíritu deportivo en los niños y niñas que entrenó, cualidades que ahora pueden aplicar como hombres y mujeres.

Para obtener recursos adicionales o para conectarse con Jason, visite BoostYourBasketballIQ.com.

Notas

.

Notas